Paulus Ukondayanga

Médecine Physique

Paulus Ukondayanga

Médecine Physique

Pour les étudiants de la faculté des médecines /RDC

Éditions Vie

Imprint
Any brand names and product names mentioned in this book are subject to trademark, brand or patent protection and are trademarks or registered trademarks of their respective holders. The use of brand names, product names, common names, trade names, product descriptions etc. even without a particular marking in this work is in no way to be construed to mean that such names may be regarded as unrestricted in respect of trademark and brand protection legislation and could thus be used by anyone.

Cover image: www.ingimage.com

Publisher:
Éditions Vie
is a trademark of
Dodo Books Indian Ocean Ltd., member of the OmniScriptum S.R.L Publishing group
str. A.Russo 15, of. 61, Chisinau-2068, Republic of Moldova Europe
Printed at: see last page
ISBN: 978-620-2-49599-8

Médecine Physique

Pour les étudiants de la faculté des médecines /RDC

Par

C.T Ph Paulus UKONDAYANGA UDILAMFUMU MPR

Master en Physiothérapie

Sous la supervision du

Prof Dr MOKASSA Luc

Professeur Ordinaire

Agrégé

Dis-moi l'école d'où tu sors, je te dirai ce que tu es
Proverbe chinois

''Que le Tout Puissant vous bénisse dans l'exploitation de ces notes de cours''

INTRODUCTION

Les soins de tout patient doivent être envisagés sous tous les aspects morbides qui découlent de la pathologie ou accompagnent celle-ci : accidentés fracturés, immobilisés, grabataires, comateux ou pour des raisons diverses.

C'est dans ces cas que la médecine physique et de réadaptions est, plus que toute autre discipline, incontournable.

Ces notions de médecine physique et de réadaptions sont destinées aux étudiants de la faculté de la médecine.

- **L'objet principal :** poursuivi est d'amener l'étudiant à acquérir des connaissances de physiothérapie, kinésithérapie et de réhabilitation pour une meilleure prise en charge des patients avec handicap fonctionnel ou avec séquelles et de savoir comment les prévenir.
- **L'objectif secondaire** : est de mettre l'étudiant au courant des diverses indications thérapeutiques dans cette discipline.

CHAPITRE 1. MEDECINE PHYSIQUE

1.1. Médecine physique

➢ ***Origine***

La médecine physique, en tant que telle, tire son origine des moyens physiques qui étaient utilisés pour traiter des affections physiques. De part sa vocation, elle était appelée simplement « physiothérapie »

➢ **Concept actuel**

Le terme français « physiothérapie » ne signifiait guère la même chose que le terme anglais « physiotherapy ».

Ce dernier était une discipline à part entière. Elle s'occupait des diagnostics et des traitements des pathologies du système neuro-locomoteur.

La physiothérapie doit être distinguée de la kinésithérapie qui procède par des exercices ou le mouvement pour traiter les affections physiques.

Actuellement, la kiné-physiothérapie est comprise en termes de « médecine physique et de réadaptions ».

1.2. Réadaptions

➢ ***Définition***

Par réadaptions, on entend : « la plus grande récupération que la personne handicapée peut atteindre pour arriver à ses capacités maxima : physique, émotionnelle, sociale et professionnelle » (BENGMA 1962).

Un handicapé est un « diminué », c'est-à-dire une personne qui, suite aux embarras ou carences dans son développement physique ou psychique reste pendant longtemps incapable d'atteindre ou de conserver un développement ou un épanouissement social, adapté à ses circonstances de vie et qui ne peut devenir capable que par une aide spéciale.

➢ **Concept**

La réadaptions procède à partir de l'homme en tant qu'un être social et vise son aptitude sociale, c'est-à-dire l'intégration de l'être à la vie sociale et non la guérison anatomo-physiologique.

Elle considère l'homme comme une unité psycho-somatico-sociale et l'approche dans sa totalité.

1.3. Objectifs de la Médecine physique et de réadaptions

Elle peut être résumée en **3R** :

- ✓ la rééducation,
- ✓ la revalidation et
- ✓ réadaptions.

1.3.1. Rééducation

La rééducation vise la récupération totale et parfaite de la fonction, c'est-à-dire une récupération ad integrum de la fonction.

Elle s'adresse à tous les cas immobilises pour fractures (fractures des membres, fractures interrompant la ceinture pelvienne, etc.) ou pour d'autres pathologies. La rééducation doit être précoce pour éviter l'atrophie musculaire et les raideurs articulaires.

Elle se fait au stade initial dans les unités de soins intensifs ou encore dans celles de rééducation spécialisée.
A la phase initiale, l'objectif est de préserver les fonctions vitales et de traiter toutes les lésions existantes et prévenir les escarres ainsi que les complications respiratoires.

1.3.2. Revalidations

Celle-ci suppose l'existence des séquelles, la récupération n'étant possible qu'au moyen d'orthèses et d'aides techniques.
A ce stade, la prise en charge est assurée par les kinésithérapeutes et ergothérapeutes (rééducation du geste et de la préhension).
La revalidation neuro-psychologique est, non seulement longue, mais aussi plus laborieuse.
Elle vise les troubles cognitifs, mnésiques, attentionnels, perceptivo-gnosiques, praxico-gestuels et intellectuels. Leur rééducation est plus pluridisciplinaire :

- psychiatres,
- neurologiques,
- sociologues, pédagogues.

1.3.3 Réadaptions

La réadaptions concerne les séquelles majeures où il n'y a pas de possibilités de récupération. Elle exige une adaptation de la fonction (emploi) ou l'affection à une autre fonction.
La réadaptions représente tous les processus qui vont permettre à l'individu handicapé de se réinsérer dans le milieu familial, social et professionnel. Pour atteindre cet objectif à moyen ou long terme, la collaboration des services hospitaliers (ergothérapeutes, médecins, psychiatres) avec les autres services médico-sociaux est exigée.

1.2. Moyens, fonctionnement et équipements

1.2.1. Moyens

La médecine physique et de réadaptions dispose, en son sein, des centres de traitement et des programmes de rééducation fonctionnels bien conçus et actuellement très développés, surtout en milieu universitaire.
Les programmes de rééducation et de réadaptions incombent au médecin spécialiste en médecine physique qui les conçoit pour les patients victimes d'accident ou de pathologies graves et les adaptes à chaque cas.
Le but de cette spécialité est de minimiser les conséquences de l'accident tant sur le plan fonctionnel, physique que psychologique et social afin de remettre le patient à la place qui lui convient le milieu dans la société et lui conserver cette place.

1.2.2. Fonctionnement

Pour la réussite du programme de rééducation, la médecine physique et de réadaptions exige une collaboration multidisciplinaire entre plusieurs équipes différentes : kinésithérapeutes, ergothérapeutes, neuropsychiatres, logopèdes orthophonistes, infirmières, assistants sociaux, orthopédistes etc.

Le médecin spécialiste en médecine physique et de réadaptions utilise toutes les thérapeutiques adaptées ; médicaments, corsets, infiltrations. Il établit le programme de rééducation pour le kinésithérapeute, le suivi psycho-social en partenariat avec le médecin du travail ou le médecin conseil.

1.2.3. Equipement

A côté des moyens humains, la médecine physique et de réadaptions dispose actuellement des installations et des équipements sans cesse développés et perfectionnés, constamment remis à jour pour mener à bien sa mission :

- ✓ Appareils pour électrothérapie,
- ✓ Ultra sono thérapie,
- ✓ Rayons ultraviolets, et
- ✓ La lampe infrarouge, etc.

1.3. Médecine physique et sport

La médecine physique et de réadaptions joue un rôle essentiel dans le domaine sportif. Elle permet à l'athlète blessé, par la rééducation fonctionnelle, de retrouver ses potentialités et son niveau des performances antérieures. Grace à elle, le soigneur dispose d'un plateau pour la relaxation et la remise en forme rapide du sportif lors des compétitions.

1.4. Physiothérapie

- ***Définition***

La physiothérapie est un traitement médical qui a pour but de maximiser les fonctions physiques et motricité en utilisant les moyens tels que la thérapie manuelle (exercices), l'électricité pour la stimulation musculaire et sensorielle, les ultrasons, le froid, l'eau, les radiations, etc.

- Procédés :

Les procédés utilisés pour la rééducation permettent de traiter les affections neuro-musculo-squelettiques, c'est-à-dire les problèmes neurologiques, musculaires, les troubles d'équilibre, de la coordination, de la sensibilité ; de la force (tonus) ; de la proprioception, de la douleur ainsi que de l'endurance.

- L'objectif du physiothérapeute est de mettre le patient en forme physique normal au maximum.
- Moyen utilisé : le moyen utilisé est l'électricité.

1.5. Procédure en médecine physique et de réadaptions

Comme en médecine, la médecine physique et de réadaptions obéit au schéma classique des consultations :

- Une anamnèse correcte,
- Un examen clinique parfait dans le but d'arriver à établir un bilan physique, fonctionnel et médical afin d'instaurer un plan de traitement conséquent, qu'il soit conservateur ou invasif,
- Tout cela n'est possible qu'avec le cours pluridisciplinaire, la participation de la famille, des visites à domicile et des journées ou week-ends thérapeutiques,
- La médecine physique se pratique en ambulatoire, à l'hôpital, en consultation ambulatoire et en hospitalisations complète ou de jour.

CHAPITRE 2 ELECTRO-DIAGNOSTIC ET ELECTRO-THERAPIE

2.1. Electrodiagnostic

Les séquelles traumatiques ont comme substratum, dans la majorité de cas, les mécanismes neuro-végétatifs responsables de troubles vasculaires, tropiques et nerveux rencontrés chez les patients et dont la physiothérapie doit tenir compte pour être efficace.

2.1.1. Les explorations neuromusculaires

Les explorations neuromusculaires par des moyens spécialisés tels que l'artériographie, la phlébographie et la lymphographie ne sont pas généralement acceptés par tous les patients.

La fonction neuro-vasculaire peut être appréciée manuellement par la température cutanée ou par les mesures oscillométriques. Si l'expérience, dans le premier cas est évidente, l'oscillométrie reste cependant d'application difficile au niveau d'un foyer douloureux. Toutefois, ces méthodes ont l'insuffisance de ne pas permettre le choix d'agents physiques efficaces pour la thérapie. Les moyens d'exploration en profondeur ont l'avantage de montrer la déficience vasculaire et permettent le choix d'agents physiques en fonction de la réactivité du sujet à cet agent et au niveau de la perturbation.

2.1.2. L'exploration vasculaire

✓ **Artério- capillaire**

C'est la température cutanée qui est appréciée au moyen de couples thermo électriques ou résistances électriques qui forment un point. La température s'élève en fonction du nombre de capillaires en service et de la dilatation artériolaire. Les résultats sont consignés sur les rhéographies.

✓ **Artério- veineuse**

La section des veines réagit à des très faibles pressions à cause de la grande élasticité de leurs parois. On peut ainsi mesurer la variation de leur volume au moyen de fines languettes placées sur leur projection cutanée, une réflexion lumineuse avec récepteur photo-électrique. Mais ces méthodes sont délicates, les points d'exploration étant limitées à la jugulaire seulement.

✓ ***La pléthysmographie***

Par cette méthode, on enregistre les variations d'un segment de membre (doigt, orteil) sous l'action du pouls. Un doigtier en matière plastique rigide est placé au niveau du doigt et on enregistre les variations de volume de l'air contenu dans ce doigtier. La courbe obtenue est fonction de la circulation artérielle et veineuse.

2.1.3. Types d'exploration

Sur le plan fonctionnel, on peut distinguer deux types d'exploration :

✓ Exploration neuro-motrice et

✓ Exploration sensitive.

2.1.3.1. Exploration neuro-motrice

Les moyens d'investigation se répartissent en trois catégories :

- *Le testing.* C'est une méthode intéressante et pratique ; mais ne peut mettre en évidence l'influence des perturbations neurovégétatives sur le muscle.
- *L'energametrie*

C'est une méthode ergographique dont l'avantage est d'être sensible *a* des éléments labiles tels que la fatigabilité et de chiffrer les coefficients de déficience. L'intérêt réel de cette méthode est de distinguer sur les graphiques la part de ce qui est dû au mouvement unitaire (limitation angulaire par exemple), au travail dans le temps (fréquence optima, fatigabilité) et a l'énergie potentielle de l'individu.

- Les méthodes électriques

Elles se divisent en deux catégories : L'électrodiagnostic de stimulation et l electro-diagnostic de détection :

- Electro-diagnostic de stimulation

II consiste à appliquer un stimulus électrique au niveau du nerf ou du muscle et à observer les réactions musculaires. Cette technique explore la première phase de l'unité motrice. Les examens en courant galvanique ou faradique sont purement qualitatifs et de peu d'intérêt. Par contre, la chronaximetrie reste la seule méthode quantitative fiable et qui varie subtilement avec les désordres neuro-végétatifs (ischémie).

- Electro diagnostic de détection

C'est l'électromyographie, Elle explore l'activité de l'unité motrice lors de la contraction musculaire. Toutefois, certains facteurs, notamment le froid, le chaud, l'ischémie ainsi que des facteurs, métabolique (hypo calmie) sont capable de modifier les tracés.

- La stimulo détection

C'est une méthode qui combien la stimulation et la détection. Cette méthode consiste à stimuler un muscle ou un nerf par le courant électrique et à enregistrer l électromyogramme en même temps.

- La mesure des vitesses de conduction nerveuse

Les vitesses sont calculées en stimulant un nerf à différents niveaux et en recueillant l'électromyogramme au niveau d'un muscle distal. Ces mesures apportent les informations dans les troubles de la transmission nerveuse, dans les anomalies de l'innervation, dans les maladies du neurone périphérique ainsi que dans l'étude de l'innervation et de la dégénérescence.

2.1.3.2. Exploration sensitive

Cette méthode procède par deux techniques ;

- La mesure ou la détermination des chronaxies sensitives et
- La réaction cutanée a l'histamine.

Pour rappel : La chronaxie est la durée nécessaire d'une excitation afin que celle-ci puisse stimuler un nerf ou un muscle ; tandis que la rhéobase est l'intensité minimale de courant nécessaire pour provoquer l'excitation d'une structure organique excitable.

- **Chronaxies sensitives**

Il existe, au niveau de la peau des points privilégies au niveau desquels une petite électrode bipolaire peut déterminer soit une sensation de choc, soit une sensation de fourmillement, soit une sensation de chaleur. La chronaxie de choc correspond aux corpuscules de Paccini, celle de fourmillement aux corpuscules de Meissner et celle de chaleur aux terminaisons libres.

- **Réaction cutanée a l'histamine**

L'œdème varie avec l'imbibition tissulaire. Cependant, l'érythème reflexe est dû aux reflexes des axones, donc à l'intégrité de leurs voies.

2.1.4. Electrodiagnostic, modifications biochimique et histologiques dans les lésions traumatiques

Dans la littérature médicale, les études histologiques réalisées par électromyographie et chronaximètrie sur des fractures des cobayes ont montré trois sortes de réactions (parenchymateuses, vasculaires et œdémateuses) ainsi que des processus granulomateux et sclérosants, analogues à ceux rencontrés dans les biopsies du tissu fracturaire humain.

2.1.4.1. Processus vasculaires et œdémateux

La lésion la plus importante et un processus de stase, caractérisé par une distension très marquée des capillaires, des artérioles et des veinules, dont la cavité est remplie de plasma sanguin ou de mélange de plasma et de globules rouge. Cette stase consécutive à une vasodilatation active est en grande partie responsable de phlébothrombose post-traumatique.

D'autres réactions vasculaires consistent en une tuméfaction endothéliale et multiplication capillaire dans le tissu granulomateux.

La vasodilatation peut s'étendre dans les zones musculaires éloignées de la fracture. L'œdème diffuse le long des interstices musculaires.

2.1.4.1 Processus granulomateux et sclérosants

De véritables réactions inflammatoires se produisent dans la zone péri-fracturaire par infiltration à prédominance histiocytaire avec présence de rares lymphocytes polynucléaires et plasmocytes. Les mastocytes peuvent être abondants. Cette réaction granulomateuse intéresse les zones musculaires étendues et se propage le long des interstices musculaires. On constante également des foyers inflammatoires dans les muscles à distance de la zone fracturaire.

La réaction granulomateuse est suivie d'un processus de sclérose fibroblastique et collagène souvent hypertrophie. En plus, on constate, dans les muscles adjacents au foyer de fracture, de zones ou foyers aberrants d'ossification. En conclusion, si les quatre phases de Leriche et Blicard dans la formation du cal sont respectées ; l'hyperémie nécessaire au début est rapidement accompagnée des processus de stase et d'endophlébite. Cette

importance réaction inflammatoire peut être un facteur e phlébothrombose. En outre, l'apparition des foyers osseux aberrants à distance du foyer fracturaire témoigne de l'importance du remaniement ostéogénique et calcique dans cette région. A cela, s'ajoute la réaction de certaines fibres amyéliniques dans le muscle.
Tous ces éléments doivent être pris en compte avant d'envisager le traitement physique des retards de consolidation.
Les expériences ont prouvé que l'image électrique coïncide, dans une certaine mesure, avec l'image histologique. En effet, les tracés d'électromyographie(EMG) montrent des potentiels de courte durée regroupés en doublet ou multiplet suggérant une fuite calcique au niveau des structures musculaires.
Les ondes courtes ou centimétriques sont d'excellents agents réchauffant, mais ils n'influencent nullement l'absence des contractions musculaires. Elles sont dangereuses aux niveaux des pièces métalliques intra-tissulaires. L'hyperémie provoquée par la chaleur cause la résorption osseuse. Si, sur les deux fragments osseux, l'un est mal vascularisé, l'hyperémie provoque une résorption de l'autre (par exemple, application d'ondes courtes sur les fractures du col du fémur). Le massage est contre indiqué également à ce stade, car il favorise les ostéomes ou l'ostéophyte au niveau des épiphyses fertiles. Tout ce qui vient d'être dit à propos de la formation de la cal osseuse et de la consolidation justifie l'utilisation de l'ionophorèse calcique dans les troubles de consolidation et de la convalescence (ostéoporose traumatique). Tant que le champ électrique demeure, les mutations calciques se produisent de manière dynamisée et accélérée. Le calcium environnant (esquilles) est mobilisé vers l'os et prend la forme ionisée.
Les appareils à ondes courtes utilisent en général une puissance de 300W. Il est superflu d'utiliser une puissance supérieure à 400W.
La syntonisation est automatique pour éviter les brûlures ou un échauffement douloureux des tissus.
Les caractéristiques de ces appareils sont :

- Une fréquence de 27,12Mgc±0,6% ;
- Un déclanchement automatique par minuterie donnant une durée maximum de 30 minutes ;
- La puissance d'alimentation du secteur ne doit pas dépasser le quadruple de la puissance aux électrodes ;
- L'existence d'un relai de sécurité pouvant être déclenché par patient à l'aide d'un système isolant ;
- On doit obtenir la puissance-patient maxima pour une distance électrode-peau de 3 à4 cm ;
- Un déparasitage doit permettre la réception de la télévision et de la radio à 30 mètres dans le même bâtiment. La réception du signal TV, FM doit être supérieure à 100microvolts.

2.1 Electro- thérapie- Ionothérapie

2.1.1. Définition

L'électrothérapie est le traitement médical au moyen de l'électricité. L'électrothérapie utilise des courants de faible intensité et continu (courant galvanique ou galvanothérapie) de courant variable (alternatif) à basse, moyen et haute fréquence. Le courant variable est utilisé dans la stimulation musculaire et la production de chaleur.

2.1.2. Mode d'emploi

Deux méthodes sont utilisées :

- ✓ Méthodes mono polaire : une électrode est placée à la base du muscle à stimuler ;
- ✓ Méthode bipolaire : deux électrodes sont placées aux extrémités du muscle à stimuler.

2.1.3. Ionothérapie

C'est le traitement médical par introduction des médicaments sous forme ionisée dans l'organisme. L'électrode active est imbibée d'une solution médicamenteuse et appliquée sur le malade pendant une durée de 15 à 20 minutes. Les ions utilisés sont de plusieurs sortes :

- Ca** ;
- Novocaïne ;
- Iode ;
- Salicylate de sodium ;
- Chlorure de sodium, etc.

2.1.4 Indications thérapeutiques

- Paralyse périphérique ;
- Névralgies ;
- Rhumatisme ;
- Arthrose ;
- Crampes musculaires.

2.2. Normes requises pour les appareils d'électrodiagnostic et d'électrothérapie.

Ces appareils donnent des impulsions carrées, exponentielles et modulées. Le traitement doit être basé sur la valeur de la chronaxie préalablement recherchée.

Les appareils doivent répondre aux critères suivant :

- ✓ L'intensité dans le circuit ne doit pas être modifiée par les variations de la résistance des électrodes par dessiccation, électrolyse, etc.

Pour atteindre ce résultat, les électrodes sont alimentées par le courant planque d'un tube de forte puissance selon la formule

$Rp = \frac{Ep}{1}$ Ou RpI^2=WP

D'où I= constante= $\frac{\sqrt{Wp}}{Rp}$

Ep= Tension aux bornes des électrodes

Rp= Résistance électrode-patient

Wp= puissance dissipé aux électrodes

I= intensité constante préétablie

Le courant anodique d'un tube étant invariable quelle que soit la résistance anodique, toute augmentation de résistance entre électrodes s'accompagne d'une augmentation de la puissance émise. La gamme des intensités fournies doit s'étendre de 0 à 80 mA au maximum ;

- ✓ L'alimentation de l'appareil doit être stabilisée et filtrée de manière à maintenir la composante continue ou galvanique du circuit patient réglée à 1mA. L'utilisation d'un oscilloscope permet de contrôler la tension aux électrodes ;
- ✓ Les ondes carrées ou exponentielles sont produits par des circuits électroniques capables de produire des ondes transitoires instables où les signaux d'ondes amorties peuvent se superposer. Ces irrégularités doivent être contrôlées par l'oscilloscope ;
- ✓ Les caractéristiques de réglage sont :
  - o La durée de l'onde stimulatrice doit être de 0,05 à 200ms ; le seuil doit être de 0,01ms ;
  - o La durée de la pause doit s'étendre de 1 à 500ms ;
  - o Le passage de la forme carrée de la forme exponentiel doit se faire progressivement ;
  - o L'intensité du courant doit être lue quelle que soit la fréquence de stimulation ;
  - o La fréquence de modulation doit aller de 6 à 30 stimulations par minute ;
  - o A la fermeture du circuit, un dispositif électronique doit permettre le passage progressif de la tension d'excitation ;
  - o Le circuit patient doit comporter un inverseur ;
  - o Le circuit est flottant, c'est-à-dire qu'il n'a aucun raccord à terre. Mais le châssis doit être mis à terre par fiche secteur.

CHAPITRE 3. LES RADIATIONS

3.1. Définitions et types de radiations

- La radiation peut être définie comme une émission de rayons ou de particules. Elle peut être définie aussi comme un ensemble des éléments constitutifs d'une onde qui se propage dans l'espace ;
- Un rayonnement est un mode de propagation de l'énergie sous forme d'ondes ou de particules. C'est aussi un ensemble de radiations émises par un corps ; par exemple, le rayonnement scolaire ;
- Types de radiations. On distingue, d'une part, Les radiations ionisantes : rayons x et rayons alpha (@) ; béta(ß) et gamma(Ă) émises par les corps radioactifs et, d'autre part, les radiations solaires ou énergie émis par le soleil.

3.2. Rayons ultraviolets (UV)

3.2.1 Définition

Les ultraviolets ont des radiations invisibles à l'œil nu, qui sont situées dans la partie du spectre invisible du violet et dont la longueur d'onde est plus petite que celle su violet, mais plus grande que celle des rayons mous.

3.2.2. Source

Le soleil est la source naturelle des rayons ultraviolets. Les ultraviolets sont produits aussi artificiellement dans les lampes à ultraviolets enveloppées de quartz et dans lesquelles le vide a été réalisé (lampes de Wood). On distingue, sur la bande d'ultraviolets, trois zones aux propriétés physiques différentes sur le plan énergétique et qui sont exploités en en thérapeutique médicale :

- Zone A : 400 – 3150 Å. Dans cette zone, les ultraviolets sont peu pigmentogènes. Ils sont utilisés en médecine légale ;
- Zone B : 3150 – 2000 Å. Les rayons sont très pigmentogènes et erythématogènes. Ils interviennent dans la synthèse de la vitamine D et présentent ou exercent une action sur le métabolisme calcique. Ils sont utilisés dans la thérapie du rachitisme ;
- Zone C : 2000 – 1500 Å. Les rayons ont un effet bactéricide.

3.2.3 Indications thérapeutiques

Les indications des ultraviolets sont :

- Troubles de l'ossification (rachitisme) ;
- Tétanie, escarres, affections cutanées : psoriasis, pyodermite, furonculose ;
- Affection du cuir chevelure ;
- Tuberculose osseuse et ganglionnaire, autres ostéites ;
- Asthme, anémie, polyarthrite rhumatoïde, eczéma.

3.2.4. Contre-indication

Les contre-indications sont :

- Photosensibilité ;
- Affection générale évolutive ;

- ➢ Eczéma suintant ;
- ➢ Hypertension artérielle ;
- ➢ Hyperthyroïdie, cardiopathie.

Actuellement, l'emploi des ultraviolets a été réduit grâce à l'utilisation de vitamine D. Les UV à grande longueur d'onde sont les seuls utilisés en médecine pour traiter l'ictère néonatal et psoriasis.

3.2.5 Accidents de surdosage

L'usage des UV peut donner lieu à des accidents tels que :

- ✓ Erythème, céphalées, vertiges, trouble digestifs, insomnie ;
- ✓ Lésions oculaires : kérato-conjonctivite desquamative, cécité ;
- ✓ Aggravation de la tuberculose pulmonaire.

3.3 Rayons infrarouges (IR)

3.3.1. Définition

Les IR constituent également un rayonnement électromagnétique de longueur d'onde comprise entre 1micron et 1mm, utilisé pour le chauffage, la photographie aérienne, les armements et la thérapeutique.

3.3.2. Source

Les IR sont produits dans les lampes à incandescence, contenant un fil de carbone, de tungstène, de nickel ou de chrome.

3.3.3 Emploi

Le spectre utilisé en thérapeutique est compris entre 7500 et 30000. La lampe à Infra Rouge doit être placée à 50 cm de la peau pendant une durée de 15 à 30 minutes. L'énergie émise est transformée en chaleur par le mécanisme d'absorption au niveau de la peau.

3.3.4. Indications thérapeutiques

Les indications des Infra Rouge sont :

- ✓ Processus inflammatoires ;
- ✓ Contusion, lombalgie et lumbago ;
- ✓ Myalgies, myosites, torticolis ;
- ✓ Affections articulaires ;
- ✓ Troubles circulatoires ;
- ✓ Troubles trophiques.

3.3.5. Actions des Infra Rouge

- ✓ Vasodilatation capillaire ;
- ✓ Augmentation de la température plasmatique ;
- ✓ Augmentation des globules rouges et des lymphocytes ;
- ✓ Erythème au niveau de la peau.

3.3.6. Contre-indications

- ✓ Toutes les affections avec diminution de la sensibilité thermo-algésique : lèpre, paralysie ;
- ✓ Application sur le crâne.

CHAPITRE 4 : LES ULTRASONS

4.1. Définition

Les ultrasons sont des vibrations même nature que le son, mais de fréquence trop élevée (20KHZ à plusieurs centaines de mégahertz) pour qu'une oreille humaine puisse les entendre.

Les ultrasons naissent des vibrations longitudinales de milieux matériels dont la fréquence dépasse 20.000Hz. La gamme des sons audibles va de 16.000 à 17.000 périodes par seconde (16.000 à 17.000Hz) ; cependant, certains êtres vivants ont une perception forte des sons de haute fréquence. Par exemple :

- Les chiens entendent des vibrations de 40.000Hz ;
- Les chauves-souris émettent des vibrations de 80.000Hz dont l'écho leur permet de se diriger ;
- Certains insectes émettent et perçoivent des fréquences allant jusqu'à 175.000Hz
- Les fréquences utilisées en médecine se situent entre 500 et 3000 kilocycles.
- 1 Hertz = 1période par seconde ;
- 1 kilohertz = 1kilocycle = 1000 périodes par secondes ;
- 1 Mégahertz = 1mégacycle =1.000.000 des périodes par secondes.

4.2. Sources

4.2.1 Générateurs piézo-électriques

Ces appareils sont construits sur base des propriétés piézo-électriques du quartz, découvertes par Pierre et Jacques Curie.

En effet, lorsqu'on exerce des pressions ou des tractions sur les faces d'une lame de quartz, taillées perpendiculairement à l'axe électrique d'un cristal, il apparait sur ces faces des charges électriques égales et de signe contraire, proportionnelles aux efforts exercés.

A l'inverse, une différence de potentiel de haute fréquence appliquée aux faces d'une même lame produite des déformations synchrones du quartz, qui s'accompagnent dans le milieu ambiant d'ondes sonores de même fréquence.

Le rendement nécessite que le quartz soit en résonance avec l'oscillation électrique. Ainsi, l'épaisseur de la lame doit correspondre exactement à ½ longueur d'onde pour le fondamental. D'où pour atteindre une fréquence de 100.000Hz, l'épaisseur de 2,75cm.

Les premiers émetteurs de grande puissance ont été construits par **LANGEVIN-CHILOWSHI** pour le sondage maritime. Pour obtenir des fréquences basses, les cristaux épais ont été remplacés par minces cristaux de quartz disposés en mosaïque, collé contre deux lame d'acier.

Ce qui donne une fréquence de vibration égale à celle que présente une lame de même épaisseur que cette mosaïque. Les vitesses de propagation sont presque semblables dans les deux corps.

4.2.2. Générateurs à magnétostriction

Lorsqu'on place un noyau de nickel dans un solénoïde parcouru par un de haute fréquence, il subit des variations de longueur synchrone des changements de l'état magnétique. Il doit y avoir résonnance entre la longueur propre de la tige et celle du champ magnétique.

Pour avoir des fréquences élevées, on utilise des barreaux courts, disposés en parallèle pour accroitre la puissance. Cependant, la fréquence ne peut pas dépasser 200.000Hz. Ces deux appareils sont destinés à émettre des ultrasons dans l'air. On les appelle des « Sirènes » ou des « sifflets ». Le sifflet de Galton employé pour le dressage des chiens policiers émet des sons de 30.000 à 40.000Hz à faible puissance. Les sirènes sont utilisées pour dissiper le brouillard et précipiter le noir de fumée. Ces procèdes nécessitent pas une puissance élevée.

4.2.3. Appareils destinés à l'utilisation médical

Un circuit de haute fréquence agit par l'intermédiaire d'une cale souple sur un disque de quartz piézo-électrique placé dans une enveloppe métallique maintenue par un manche pour faciliter l'application.

Cette partie a été connue sous des noms divers ; projecteur, émetteur, etc.

Un bouton commande le réglage de la puissance, qui est lue sur un instrument de mesure gradué en milliampères, watts totaux ou watts/cm^2.

Une commande de syntonisation ou d'accord permet de réaliser l'accord du quartz en circuit. On peut administrer les ultrasons de manière discontinue grâce un contacteur. Il existe des appareils à fréquence fixe et des appareils qui permettent d'utiliser plusieurs fréquences. Les projecteurs sont adaptés à chaque fréquence ou bien on peut utiliser un projecteur pour le son fondamental et une harmonique.

4.3. Propriétés générales des ultrasons

4.3.1. Propagation

La propagation des ultrasons nécessite un milieu naturel. Les fréquences utilisées en pratique physico-chimique ou thérapeutique sont arrêtées par une mince couche d'air. La propagation se fait seulement en milieu solide ou liquide. Dans un milieu homogène, les ultrasons se propagent en ligne droite. Cependant, dans les tissus, le faisceau se rétrécit et diverge en suite à partir d'une certaine profondeur.

4.3.2. Réflexion

Lorsque les ultrasons passent d'un milieu dans un autre de densités très différentes ou lorsqu'ils rencontrent un obstacle métallique ou des propriétés analogues et d'une épaisseur, il y a réflexion.

On peut changer la direction d'un faisceau à l'aide d'un miroir. Le passage des ultrasons d'un milieu solide ou liquide dans un milieu gazeux s'accompagne d'une perte d'énergie de presque 100%. En pratique, il faut intercaler une couche de paraffine entre le projecteur et peau pour éviter l'échauffement de la tête d'émission par les ondes réfléchies. Lorsqu'on traite les parties peu épaisses, il se crée des ondes stationnaires qui provoquent des phénomènes douloureux.

4.3.3. Vitesse

La vitesse des ultrasons dépend du milieu traversé. La fréquence n'intervient pas. Dans l'air, la vitesse du son est de 340m/s comme pour les sons audibles. La vitesse atteint environ 1.500m/s dans l'eau alors qu'elle s'élève à 5.000m/s dans le verre et l'acier. La vitesse des ultrasons dans les tissus mous est de 1.570m/s et de 4.000 m/s dans l'os.

Milieu	Vitesse de propagation (m/sec)
Air	330
Eau	1.480
Tissus mous	1.540
Os	4.080
Acier, verre	5.000

4.3.4. Réfractions

Plus la différence de densité est grande entre les différents milieux traversés, plus le phénomène est important.

4.3.5. Absorption

Au cours de la traversée d'un milieu homogène, l'énergie du faisceau s'atténue par transformation dans une autre forme d'énergie, surtout calorique.

4.4. Actions physique des ultrasons

4.4.1. Cavitation

A une certaine intensité, d'autant plus grande que la fréquence est élevée, les ultrasons propagés dans un liquide libèrent les gaz dissouts sous forme des bulles. Dans les liquides préalablement dégazés, les ultrasons provoquent des bulles de vapeur si l'énergie est plus grande.

4.4.2. Pression de radiation

La surface d'un liquide traversé verticalement par un faisceau d'ultrasons présente des soulèvements dont l'importance des particules en suspension.

4.4.3 Fragmentation et coalescence

Sous l'effet des ultrasons, deux liquides non miscibles forment une émulsion. De la même manière, on peut observer la coalescence des particules en suspension.

4.4.4. Effet thermique

L'énergie ultrasonore est en grande partie transformée en chaleur. L'élévation de la température d'un milieu est proportionnelle à l'absorption et dépend, en outre, de la chaleur spécifique et des facteurs de refroidissement. L'effet thermique semble être dû aux frottements des molécules en vibration et aux mouvements des bulles de cavitation. Par contre dans le milieu hétérogène, il se produit un échauffement par friction aux contacts des différentes phases.

4.4.5. Actions chimiques des ultrasons

Ces actions nécessitent le phénomène de cavitation et consistent essentiellement en oxydation, dépolymérisation, inactivation d'enzymes, etc.

4.4.6. Action biologiques des ultrasons

Les ultrasons détruisent les cellules. Ils hémolysent les globules rouges quand ils sont dilués. Les animaux aquatiques meurent (dauphine, cyclope =petits crustacé d'eau douce). Les têtards subissent une atteinte du tissu musculaire de la queue. Il s'agirait d'un réflexe à point de départ cutané. Ces effets se produisent seulement quand il y'a cavitation. Cependant, chez les animaux supérieurs, les lésions se présentent sous forme de suffusions sanguines et œdème qui n'ont rien de spécifique.

4.5. Détection et mesure des ultrasons

On reconnait une émission des ultrasons dans un liquide par le soulèvement de la surface et par phénomène de cavitation. On utilise le phénomène piézo-électrique quand l'énergie est faible. Un quartz d'une épaisseur égale à celle de l'émetteur donne une différence de potentiel synchrone des vibrations de l'émetteur. Ce courant peut être amplifié après un redressement par oxy-métal ou une galène (sulfure naturelle de plomb) et être lu sur un micro-ampèretre. Toutefois, les réflexions à la surface du récepteur et les ondes stationnaires qui en résultent entrainent des erreurs de mesure.

La mesure des phénomènes thermiques tout en étant moins sensible, est plus sûre. Un tube à essai contenant quelques millilitres d'huile est mis en contact avec un bain vibrant. La mesure de température de l'huile avec un thermomètre de faible inertie donne l'image de l'énergie ultrasonore.

On peut également utiliser un couple thermoélectrique différentiel. L'un est nu ou placé dans un mince tube en verre, l'autre étant entouré d'une boulette de piécine ou de gomme-laque (gomme-résine), substance qui absorbent parfaitement les ultrasons. L'ensemble soumis à un milieu vibrant donne une force électromotrice thermoélectrique, qui est fonction de l'énergie sonore absorbée. En médecine physique, la sensibilité (sensation de pincement interne) donne l'idée de l'intensité.

L'énergie est mesurée en Watt/cm^2 de surface émettrice. Les premiers appareils étaient gradués en milliampères. L'amplitude des vibrations étaient fonction de la haute fréquence appliquée au quartz.

4.6. Ultrason thérapie

Outre l'action des ultrasons dans l'imagerie médicale, les ultrasons ont des propriétés thérapeutiques suivantes :

- ✓ Message mécanique des tissus ;
- ✓ Le micro-massage entraine une augmentation de la perméabilité des membranes cellulaires et une vasodilatation locale. Il a, en plus, une action fibrolytique et détruit les processus fibreux ;

- ✓ Action thermique. Les tissus subissent un échauffement local par micro-massage mécanique. La température cutanée s'élève de 2 à 3 degrés. En profondeur, l'élévation de la température dépend de nature du tissu et de son degré d'absorption des ultrasons ;
- ✓ Action sympatholytique. Les ultrasons ont une action directe ou reflexe sur le système neuro-végétatif se traduisant par une importante vasodilatation. Selon Truchot et Massare, les deux principes pour la production des ondes ultrasonores destinées à la thérapeutique sont la magnéton-striction et l'effet piézo-électrique de certains cristaux. L'effet piézo-électrique est le plus employé à l'heure actuelle, par ce qu'il permet d'utiliser particulièrement les fréquences élevées.

4.7. Dosage et fréquence

L'absorption des ultrasons varie avec la fréquence. L'action maximale est d'autant plus superficielle que la fréquence est élevée. Par conséquent, la puissance utilisée n'a de valeur qu'en fonction de la fréquence. Il existe un seul minimum au-delà duquel l'effet est inopérant et une limite maxima à ne pas dépasser.

Fréquence	Puissance minima	Puissance maxima
KHz	Watt/cm²	Watt/ cm2
500	0,43	6,4
850	0,25	3,75
1000	0,22	3,2
1500	0,14	2,14
3000	0,07	1,07

En pratique, on utilise généralement une puissance de 1 à 3watts. Dans ces conditions, il n'y a pas de phénomène de cavitation dans les tissus. Pour une puissance de 1mégawatt à une fréquence de 1mégahertz, la plus grande différence de pression entre deux points distants de 0,75cm, soit une ½ longueur d'onde, est 2 atmosphères. Ces variations de pression rapides et élevées expliquent l'effet mécanique des ultrasons. En outre, les molécules des milieux traversés subissent des variations de quelques angströms, mais l'accélération est considérable, presque 100.000 fois l'accélération de la gravitation. S'il n'y a pas de gradation chimique, l'ébranlement des membres organiques modifient leur perméabilité.

4.8. Techniques d'application

Il faut créer un contact étroit entre l'épaisseur et la peau et éliminer tout excès de chaleur. Durée : 3 à 15 minutes. L'application peut se faire par contact direct ou sous eau.

4.8.1. Application par contact direct

Les parties à traiter doivent être induites de paraffine. La tête d'ultrasons est promenée lentement sur la peau. L'application (stabile?) imprimant de légers déplacements provoque fréquemment une sensation de brûlure.

4.8.2 Application sous eau

Le membre et la tête d'émission sont immergés dans un bassin d'eau bouille (pour éliminer les gaz dissouts). Le projecteur est déplacé lentement à 1 ou 2cm de la région à atteindre.

4.9. Indications et applications thérapeutiques

- Arthroses : applications pendant 8 à 10 minutes. On peut y adjoindre un massage des gouttières para-vertébrales sur les zones radiculaires correspondantes. Pour les petites articulations, l'application se fait sous eau ;
- Lombalgie, lumbago: 5 à 8 minutes ;
- Compression radiculaires d'origine rhumatismale (cervico-brachialgie, sciatique).On effectue d'abord un massage des émergences nerveuses, en suite, on fait une application le long du trajet nerveux ;
- Irradiation du ganglion stellaire. Les ultrasons peuvent engendrer les syndromes de Claude–Bernard-Horner (diminution de la fente palpébrale, enophtalmie, myosis par paralysie du sympathique cervical) qu'il faut éviter en pratique ;
- Epicondylite : indication élective ;
- Ténosynovite rhumatismale ;
- Névrome des amputés. La puissance ne doit pas dépasser 1,5 watts/cm^2. Les applications sont continuées au niveau des racines et interrompues sur le moignon. Chaque champ est irradié pendant 5 à 8 minutes. Les six premières séances sont quotidiennes et, ensuite; on espace les séances d'un jour ;
- Algie zostérienne : on irradie les émergences des racines atteintes ;
- Maladie de Dupuytren : application sous eau pendant 6 à 8 minutes en forte puissance, en 15 séances entrecoupées de périodes de repos ;
- Cicatrices fibreuses, petites chéloïdes ;
- Verrues plantaires : 4seances; fréquence lMc; puissance 1,5watts/cm^2, Application hebdomadaire d'une durée de 15 minutes ;
- Keratodermies, névrodermites : irradiation superficielle a 3 Mc ;
- Ulcère de jambe : irradiation de la périphérie de la lésion et des troncs artérielles. Si la douleur est vive, il faut cadencer l'émission.
- Artérite des membres inférieurs. Les ultrasons sont des adjuvants. Application sur le sympathique lombaire (puissance 0,5 watts/cm^2 pendant 3 à 4 minutes) et sur le tronc artériel au niveau du triangle de Scarpa et du cana de Hunter. La thrombose artérielle aigue est une contre-indication ;
- Maladie de Raynaud: irradiation stellaire et des vertèbres cervico-dorsales ; éventuellement massage du bras et de la main sous eau ;
- Asthme : irradiation avec une intensité de 0,3 à 0,5 watt/cm^2. On fait glisser la tête d'ultrasons de haut en bas sur le dos au niveau des deux poumons. Cette méthode augmente la fluidité des secrétions. II est bon de prescrire en même temps un expectorant ;

- Affection traumatiques : entorse, ankyloses fibreuses, troubles trophiques post traumatiques.

4.10. Contre-indications aux ultrasons :

- Les lésions tuberculeuses évolutives ;
- Les affections cancérigènes ;
- Les greffes récentes ;
- Les épiphyses fertiles ;
- L'utérus gravide, mais il faut de fortes doses pour provoquer l'avortement.

Du point de vue technique thérapeutique, il est utile de faire une application fixe lorsqu'on veut traiter un territoire bien limite. Mais, si 1'on veut traiter une région étendue, il faut faire une application mobile.

CHAPITRE 5 : KINESITHERAPIE

5.1. Définition et objectifs

- ✓ *Définition : la kinésithérapie est le traitement médical par le mouvement manuel ou à I 'aide des appareils.*
- ✓ *Objectifs de la kinésithérapie :*
- *L'objectif principal de la kinésithérapie est la récupération fonctionnelle totale ;*
- *Les objectifs spécifiques sont:*
- ***Rééduquer la fonction en diminuant la douleur ;***
- ***Résorber les troubles trophiques ;***
- ***Rétablir la déambulation.***

5.2. Techniques utilisées

5.2.1 Les mouvements

La kinésithérapie utilise 4 types de mouvements :

- ❖ *Les mouvements passifs : le kinésithérapeute exécute des mouvements sur le patient ;*
- ❖ *Les mouvements actifs : le patient exécute lui-même les mouvements sur l'ordre du kinésithérapeute ;*
- ❖ *Les mouvements actifs et passifs : ils sont exécutés par le patient et le kinésithérapeute ;*
- ❖ *Les mouvements contre résistance : le kinésithérapeute oppose au patient une résistance mécanique ou manuelle.*

*L'ensemble des mouvements constitue ce qu'on appelle « **la gymnastique médicale**>>. Les mouvements ont pour but d'augmenter l'amplitude articulaire et tonifier les muscles*

5.2.2 Le massage

La kinésithérapie utilise aussi la technique du massage ou massothérapie.

5.2.2.1. Modalités de massothérapie

La massothérapie peut être manuelle ou mécanique par des vibromasseurs ou. par des ondes de choc radiales. Les ondes de choc radiales sont produites par un système pneumatique, qui martèle la peau et les tissus sous-jacents.

Ces ondes agissent sur les tissus à la manière des massages transversaux profonds. Leurs indications sont les tendinopathies rebelles aux traitements usuels, l'aponevrosite plantaire avec ou sans épine calcanéenne et les fractures de fatigue. Le massage est une manipulation des tissus mous et se fait en général sur les muscles relâches. II produit des effets psychiques bénéfiques et rétablit un climat de confiance entre le kinésithérapeute. Les manœuvres kinésitherapeutiques (massage, vibration, friction ou percussion) doivent être indolores et combattre la douleur. Avant de procéder au massage, le kinésithérapeute doit disposer des ingrédients nécessaires :

- ➢ Pommade ;
- ➢ crème ou talc.

Le massage doit se faire dans le sens des fibres musculaires et de leurs tendons.

5.2.2.2 Types ou sortes de massage

Au point de vue thérapeutique, on distingue deux types de massage :

- Massage sédatif ou calmant : on utilise des manœuvres douces pendant longtemps ;
- Massage stimulant : les manœuvres sont un peu plus appuyés et de courte durée.

Le massage n'est pas appliqué seulement à la peau, mais également aux terminaisons nerveuses, aux vaisseaux, aux muscles et aux glandes annexes.

5.2.2.3. Indications du massage

- Assouplir la peau ;
- Combattre les états atrophiques ;
- Activer la circulation au niveau des glandes sudoripares et faciliter leur fonction d'excrétion ;
- Assurer le décapage mécanique de la peau ;
- Exciter les terminaisons nerveuses de la peau ;
- Augmenter la température de la peau ;
- Activer la circulation veineuse et lymphatique pour favoriser la résorption des épanchements, des œdèmes et une meilleure nutrition des tissus ;
- Décontracter les muscles spasmés et calmer la douleur ;
- Tonifier les muscles.

5.2.2.4 Contre-indications du massage

- Infections locales ;
- Tuberculose pulmonaire ;
- Affections du cœur et des vaisseaux ;
- Etats graves avec hyperthermie ; ces états nécessitent le repos ;
- Femmes enceintes (risque de déclencher le travail) ;
- Certaines régions dangereuses : creuses poplitées, face antéro-interne des cuisses, pli du coude, aisselle, région des gros vaisseaux et des ganglions.

5.2.3. Autres techniques utilisées en kinésithérapie

Ce sont des techniques adjuvants à la kinésithérapie et qui la complètent. On peut citer :

- La mobilisation avec ou sans résistance ;
- Les postures ;
- L'immobilisation ;
- La tonification musculaire par des contactions dynamiques ou isotoniques, statiques ou isométriques ;
- La gymnastique médicale ;
- Le sport thérapeutique (chez les handicapes) ;

- La mécanothérapie :
  - ✓ Pouliethérapie ;
  - ✓ Ergothérapie ;
  - ✓ Spring ;
  - ✓ Altères (vélo, ressort, poids)
- Les appareils à aérosol (pour la fluidification des secrétions) ;
- L'isocinétisme avec un matériel qui permet une évaluation et une rééducation personnalisées adaptées à chaque sportif.

CHAPITRE 6 : AUTRES THERAPIES DIVERSES

6.1. Cryothérapie

➢ ***Définition***

La cryothérapie est le traitement des maladies par le froid. Le centre de cryothérapie est équipé d'un appareil qui utilise un gaz médical pur, c'est-à-dire le C02 liquide, sec qui est en même temps bactériostatique. L'appareil permet à la température cutanée d'arriver à 2° en moins de 30 secondes. La cryothérapie est aussi réalisée au moyen de la glace ou par la neige carbonée.

➢ **Indications** :

- Douleurs traumatiques;
- Larva migrants dans notre milieu.

6.2. Balnéothérapie

➢ ***Définition***

La balnéothérapie désigne l'ensemble des traitements thermaux et des soins qui font appel à des bains ainsi que les activités auxiliaires du traitement du corps dans l'eau. La température de I 'eau est maintenue à 32° (30 - 36°C)

➢ **Objectifs de la balnéothérapie**

La balnéothérapie a pour objectif de refaire L'éducation d'une fonction lésée par exemple dans le cas de l'appareil locomoteur. La balnéothérapie dispose des équipements complets pour la prise en charge des patients, notamment pour la rééducation fonctionnelle par l'hydrothérapie en piscine, en barre parallèles à sec ou immergées ou par la thermothérapie, etc.

➢ Qualité des eaux utilisées en balnéothérapie : Les eaux utilisées sont surtout les eaux minérales :

- ✓ Eaux sulfurées, sodiques et alcalines chaudes (pH 8- 10);indication : dermatologie, rhumatisme ;
- ✓ Eaux sulfurées calciques (pH neutre); indication : dermatologie ;
- ✓ Eaux iodées contenant des iodures et des sulfures sodiques ; indications : circulatoires et rhumatismales ;
- ✓ Eaux isotoniques.

6.3. Hydrothérapie

➢ ***Définition***

L'hydrothérapie est le traitement au moyen de I 'eau, tiède ou non. Basée sur le principe d'Archimède, I 'hydrothérapie est une presso thérapie. Elle utilise la résistance de I 'eau au mouvement et la pression hydrostatique.

- **Techniques utilisées**

L'hydrothérapie utilise diverses techniques :

- La Mobilisation active ou passive avec ou sans résistance dans l'eau ;
- La gymnastique sous eau ;
- Les massages manuels sous eau ;
- Les massages par jet d'eau à différentes pressions ;
- Les bains alternes chaud et froid pour favoriser une bonne circulation du sang ;
- La thermothérapie. Cette technique utilise des douches tièdes, le jet d'eau tiède ou par pluie a différentes pressions, les étuves et les bains de vapeur ;
- La natation. Celle-ci constitue une méthode de rééducation fonctionnelle par excellence en ce qu'elle met en jeu les articulations et les muscles.

- **Buts de l'hydrothérapie**.

On peut les résumer à trois points

- Rechercher la mobilité articulaire ;
- Rétablir la force et le tonus musculaire ;
- Obtenir une amélioration fonctionnelle.

Avec l'eau tiède, les effets recherchés par l'hydrothérapie visent la vasodilatation, la décontracture musculaire, l'effet antalgique et psychologique du confort chez le patient.

- **Autres formes d'hydrothérapie**

- Thalassothérapie (Thalassa = mer) La thalassothérapie est le traitement par les bains d'eau de mer froide ou réchauffée par les climats maritimes. Cette technique utilise aussi les algues marines ;
- Crénothérapie (kréné = source) La crénothérapie est le traitement par les eaux de source même. En dehors des sources, la crénothérapie peut utiliser les égouts thermaux.

6.4. Fangothérapie

- ***Définition***

La fangothérapie est le traitement par la boue en mettant au profit les propriétés de cette dernière.

- **Propriétés de la boue**

On peut citer :

- Propriétés physiques ;
- Long pouvoir calorifique ;
- Action mécanique par son poids ;
- Pouvoir adhésif
- Propriété chimique : la richesse de la boue en souffre colloïdal directement absorbée par la peau ;

- Propriété pharmacologique : action anti-inflammatoire.
- **Sortes de boue**

On peut citer :

- La boue marine, riche en NaCI et iode ;
- La boue minérale : contient des produits radioactifs ;
- La boue végétale : contient des éléments putréfiés et des bactéries ;
- La boue volcanique ou boue artificielle : la plus utilisée.
- **Indications** : affections inflammatoires.
- **Contre-indications** : peau lésée et ulcérée.
- **Emploi de la boue**

La boue peut augmenter la température cutanée jusqu'a 50°C. L'application doit se faire en une couche d'épaisseur de 2 à 3 cm. La durée d'application est de 20 minutes en 20 ou 30 séances.

6.4. Autres moyens thérapeutiques :

- Application de paraffine : abandonnée du fait qu'elle durcit autour du segment ou elle est appliquée ;
- Application des compresses humides ou la bouillotte.

CHAPITRE 7 : RADIOTHERAPIE

7.1. Définitions

La radiothérapie est un traitement locorégional qui utilise les radioations c'est-à-dire les rayonnements ionisants pour détruire les tissus cancéreux.
L'ADN (acide désoxyribonucléique) contenu dans les noyaux des cellules cancéreuses constitue la cible principale des rayons.
Un rayonnement ionisant est un flux de particules en mouvement capable de créer des ions dans les tissus qu'ils traversent.
Les radiations ionisantes, utilisées de nos jours, sont essentiellement des photons et des électrons.

7.2. Techniques utilisées en radiothérapie

7.2.1. Radiothérapie externe

Celle-ci désigne l'ensemble des techniques qui utilisent une source de rayonnement située à l'extérieur du corps du malade et généralement à une certaine distance de lui.
Exemple : bombe au cobalt ; accélérateur des particules.

7.2.2. Curiethérapie (brachytherapie)

C'est la technique qui utilise des sources radioactives scellées, contenant L'iridium ou le césium, qu'on place au cours d'une intervention dans les tissus tumoraux ou dans une cavité naturelle comme le vagin, l'utérus, etc.

7.2.3. Radiothérapies métabolique

C'est utilisation des sources radioactives injectables, non scellées, qui vont se fixer grâce à leur métabolisme sur les cellules cibles.
Exemple :

- L'iode 131 dans les cancers de la thyroïde ;
- Le phosphore 32 pour traiter la maladie de Vaquez (polyglobulie) ;
- Le strontium 89(métastron™), le samarium (quadramet™) pour traiter les métastases osseuses.

7.3. Les rayons (photons)

7.3.1. Rayons X et gamma

Les rayons ou photons X et gamma font partie des ondes électromagnétiques dont ils sont les représentants les plus énergétiques, au-delà des ultra-violets. Ils ont les mêmes propriétés mais leurs sources diffèrent.
Les rayons X sont produits dans les tubes à rayons X ou dans les accélérateurs de particules. Les rayons gamma sont obtenus a partir de la désintégration nucléaire d'une substance radioactive comme le cobalt, le césium ou I 'iridium. Les propriétés communes à ces deux rayons sont : ils sont indirectement ionisants parce qu'ils sont électriquement neutres. Ils ionisent la matière par Intermédiaire des électrons secondaires, produits au cours de leur interaction dans les tissus.

7.3.2. Les électrons

Les électrons sont produits par des accélérateurs de particules et agissent surtout en superficie. Ils portent une charge électrique négative et ionisent directement la matière. On les utilise exclusivement en radiothérapie externe ; ils distribuent leur dose en surface de manière homogène.

Dans certains cas particuliers, on peut utiliser les électrons provenant des substances radioactives comme le phosphore 32, le strontium 92 ou le ruthénium 106.

7.3.3. Les protons

Ces particules sont produites par les cyclotrons. Elles sont chargées électriquement positivement et permettent une irradiation très précise de certains organes. A cause de cette précision, on les utilise pour traiter les mélanomes de la choroïde de l'œil et les tumeurs cérébrales de la base de crâne.

7.3.4. Les neutrons

Egalement produits dans les cyclotrons, les neutrons sont peu sensibles à « l'effet oxygène ». Ils sont efficaces pour traiter les tumeurs nécrotiques ou à croissance lente. Leur développement est encore du domaine de la recherche.

7. 4. Dose de radioactivité

7.4.1. Définition

La dose administrée est la quantité d'énergie distribuée dans les tissus par le rayonnement. C'est cette énergie qui entraine des phénomènes qui aboutissent à la mort cellulaire.

Un des progrès essentiels de la radiothérapie moderne a été la quantification précise de Cette énergie absorbée par les tissus, c'est-à-dire la connaissance précise de la dose. Celle-ci peut être mesurée et calculée à l'aide des détecteurs ou dosimètres.

7.4.2. Unité de dose

Actuellement l'unité de la dose est le Gray (Gy), le Rad a été abandonnée.

Un Gray (Gy) représente une énergie d'un Joule (J) absorbée dans un kilogramme de la matière : Cette quantité est extrêmement faible, cependant pour les tissus vivants, cette énergie est extrêmement importante puisque 5 Gy en irradiation corporelle totale représente la dose létale 50 chez l'homme. Une dose létale 50 est une dose qui entraine 50% de décès en 15 jours. Par comparaison, les mêmes 5 Gy n'élèvent la température de 1litre d'eau que de 0,0018 degré !

7.5. Mécanisme d'action de la radiothérapie

L'action biologique essentielle des rayonnements est la mort cellulaire qu'elle provoque par des altérations de I'ADN, cible principale.

Les altérations provoquées au niveau de I'ADN sont :

- Une modification de structure de I'ADN. La cellule devient incapable de se diviser, ce qui entraine sa mort de façon différée. De ce fait, seules les cellules qui se divisent sont radiosensibles. Les neurones, les hématies et les leucocytes sont radio-résistants. La mort cellulaire est une mort différée et non une mort immédiate. Elle est due à la perte de la capacité de division des cellules germinatives, exception faite des lymphocytes, qui sont très radiosensibles ;
- Les double-cassures de I'ADN ; ce sont surtout les double-cassures qui surviennent sur les deux brins de la molécule d'ADN qui sont responsables de la mort cellulaire par nécrose ;
- Activation ou inhibition de certains gènes (p53) ;
- Par apoptose, mort programmée de la cellule par fragmentation de I'ADN, radio induite.

Les cellules irradiées sont capables, grâce à des mécanismes enzymatiques, de réparer certaines lésions de leur ADN. Cependant, cette restauration s'effectue de manière plus satisfaisante pour les cellules saines que pour les cellules cancéreuses. C'est la raison pour laquelle on fractionne I 'irradiation en plusieurs séances afin d'obtenir un effet différentiel maximal entre tissu sain et tissu cancéreux.

En présence de l'oxygène, une même dose d'irradiation tue trois fois plus de cellules qu'en l'absence de l'oxygène. L'existence dans une tumeur un faible pourcentage de cellules faiblement oxygénées ou hypoxiques pour les rendre peu radio-sensibles. Il existe également, dans la majorité des tumeurs, une double cible : la périphérie bien oxygénée et le centre plus ou moins nécrotique et dont radio-résistant nécessitant un surdosage focalisée pour être stérilisée.

7.7. Comportement des cellules de l'organisme

7.7.1. Principe de base

Tout tissu est constitué de deux compartiments : le compartiment « différentie » et le compartiment « germinatif ». Le compartiment différentie assure la fonction du tissu, il est très peu ou pas radio-sensible. Le compartiment germinatif garantit le renouvellement des cellules. C'est le seul à être « radio-sensible ». Cependant, l'effet tissulaire observé va dépendre de la vitesse de renouvellement du compartiment différentié.

7.7.2 Cas du tissu sanguin.

Celui-ci est compose de deux compartiments anatomiquement sépare : le sang et la moelle osseuse.

L'irradiation du sang n'entraine aucune modification de la numération formule. Par contre, l'irradiation de la moelle osseuse (hématopoïétique) aboutit en 48 heures à une moelle déserte par perte de capacité de division des cellules germinatives. Les conséquences dans le sang périphéries sont variables :

- Au bout de 3 jours, les leucocytes arrivent au terme de leur vie normale. II apparait alors une leucopénie, par manque de cellules jeunes pour les remplacer ;
- Au bout de 4 jours, les plaquettes arrivent au terme de leur vie normale ; il s'ensuit une thrombopénie ;
- A l'inverse, les hématies ont une durée de vie de 120 jours, d'où l 'anémies manifeste rarement, car la moelle a le temps de restaurer ses lésions.

7.7.3. Lésions précoces et lésions tardives

Certains tissus (sang, peau, intestins, ovaire, muqueuses de la bouche et de la sphère ORL) ont un temps de renouvellement rapide. Leur irradiation entraine des lésions précoces. Cependant, d'autres tissus (os, muscle, fois, rein, tissu nerveux) ont un temps de renouvellement lent. Leur irradiation entraine des lésions tardives après un délai de 6 mois ou d'un an. Ces lésions tardives ont en commun une atteinte de petits vaisseaux, l'altération des fibroblastes et le vieillissement des cellules souches. Ces lésions perturbent la vitalité du tissu et favorisent la fibrose. En cas dégression, elles peuvent aboutir à la nécrose.

7.8. Principaux appareillages

7.8.1. Historique

Les rayons X ont été découverts en 1895 par Roentgen et utilisés des 1902 pour le traitement des cancers. Jusqu'en 1950, la radiothérapie externe a été réalisée avec des radiations de faible énergie : 50 à 250 KV, ce qui a valu à la radiothérapie des préjugés comme les rayons qui brulent.

7.8.2. Telecobalt

La mise au point du Telecobalt depuis les années 1970 a permis à la radiothérapie de devenir à la fois plus efficace et mieux tolérée. La source de Cobalt contenue dans la tête de l'appareil émet des rayons gamma. Leur rendement est de 50% à 10 cm sous la peau. La dose maximale n'est pas distribuée à l'épiderme, source de radiodermite, mais a 5 mm sous la surface de l'épiderme d'où la diminution importante des brulures cutanées. Avec cette technique, l'os ne représente plus un écran a la diffusion des rayons. Ces machines sont remplacées actuellement par des accélérateurs linéaires.

7.8.3. Accélérateurs linéaires des particules (linac)

Ces appareils, de nos jours, tendent à remplacer et faire disparaitre le telecobalt, Un accélérateur de particules est un appareil capable de fournir au choix, soit des rayons X, soit des électrons.

Les gros accélérateurs émettent des rayons X de 10 à 25 MV et n'entrainent pas de réaction cutanée. Leur rendement est de 50% à 20 cm environ sous la peau. Un accélérateur de particule comprend une source d'électrons à L'extrémité d'une section accélératrice sous vide. Ces électrons sont accélérés par une onde de haute fréquence générée par un klystron ou un magnéton. Sous l'effet de cette force, les électrons acquièrent une énergie très élevée de 4 à 25 Mev. Ils peuvent avoir une double destinée. Soit ils sont projetés sur une cible (anode) et sont Transformer en rayons X de très haute énergie, soit ils sont directement extraits de l'accélérateur sous forme d'un faisceau d'électrons dont l'énergie peut aller, selon les appareils, de 4 à 25 Mev. En résume, les petits accélérateurs émettent des rayons X de 4 à 6 Mev, ayant des propriétés proches du cobalt. Les gros accélérateurs émettent soit des rayons X de 10 à 25 Mev qui n'entrainent pas de réaction cutanée avec un rendement de 50% à 20 cm sous la peau, soit des électrons dont on peut faire varier I 'énergie entre 4 et 25 Mev, bien adaptes à l'irradiation des lésions superficielles.

7.8.4. Imagerie portale

L'imagerie portale est un système d'imagerie médicale qui est place sous la table de traitement. Ce système utilise les rayons X émis par L'accélérateur et restitue I 'image du champ d'irradiation. Cette technique permet de vérifier, avant la séance, le bon positionnement du patient et la « bonne balistique de tir ».

7.8.5. Collimateur multilame (MLC)

Ces nouveaux collimateurs, constitues de multiples lamelles de tungstène de 1 à 1,5 mm d'épaisseur permettent de réaliser des champs de formes plus complexes pour améliorer la balistique de I 'irradiation et simplifier l'utilisation des caches plombées ou en alliage.

7.8.6. Tomothérapie

Le principe de cette technique consiste à coupler un scanner et un petit accélérateur de moyenne énergie qui tourne autour du patient en même temps que la table de radiologie se déplace longitudinalement. La technique permet de réaliser un scanner en mode hélicoïdal, ce qui permet de s'assurer en permanence et avant chaque irradiation de la bonne position de la cible, c'est-à-dire de la tumeur à traiter.

7.8.7. Cyber knife

C'est une technique qui dérive de la radio chirurgie intracrânienne (gamma-kniffe). La méthode permet de traiter des tumeurs de taille limitée.

7.9. Radiothérapie de conformation

C'est une technique qui permet d'augmenter les doses dans la tumeur et de réduire ainsi l'irradiation des tissus sains.

7.9.1. Principe

Grace aux progrès techniques, à l'informatique moderne, aux reconstructions des images en trois dimensions, on peut désormais irradier avec une très grande précision des tumeurs de formes complexes.

La radiothérapie conformationelle consiste à délimiter le volume-cible au plus près, de façon à n'irradier qu'au minimum les tissus sains alentours. Pour cela, il faut d'abord faire un repérage du volume-cible, le plus souvent par le scanner et établir un plan de traitement adapté I 'anatomie et aux caractéristiques du patient.

7.9.2. Détermination du volume cible

Sa mise en route est un temps capital qui dure une semaine et comporte les étapes suivantes :

- ✓ On commence par immobiliser le patient dans un masque ou un moule thermoformé en fonction de l'organe à traiter (tête, pelvis, etc.) pour avoir une reproductibilité parfaite du positionnement à chaque séance ;
- ✓ Puis, on définit un plan de référence sur le patient en général par trois points : un antérieur et deux latéraux qui sont tatoues ;
- ✓ Ensuite, on réalise un scanner en s'assurant que le plan de référence passe exactement par une des coupes du scanner. Une injection intraveineuse de produit de contraste doit être faite pour repérer la vessie et les axes vasculaires ;
- ✓ Enfin, les images sont transférées sur une console de dosimétrie, où l'on contourne le volume de l'organe à traiter et les « organes a risque ». Et on réalise une reconstruction en 3D (trois dimensions).

7.9.3. Etablissement du plan de traitement

A l'issue du contourage, on établit le plan de traitement qui sera proposé au radiothérapeute. Ce plan comprend le nombre et l'orientation des faisceaux, les dessins des caches ou la position des lames Apres évaluation du plan sur histogramme dose-volume (HDV), certaines contraintes sur la dose reçue par les volumes-cibles et les organes critiques permettent de choisir le meilleur plan de traitement. Apres validation, ce plan est transféré à l'accélérateur linéaire pour la calibration du collimateur multilames.

Environ 1 à 20% des malades irradiés devraient bénéficier de ces techniques pour les tumeurs intracrâniennes, les tumeurs de la sphère ORL (cavum, sinus de la face), cancer de la prostate, tumeur bronchique, tumeur para-vertébrale ou hépatique.

7.10. Radiothérapie conformationelle avec modulation d'intensité (RIMI)

Cette technique utilise des faisceaux d'intensité différente dans un même champ dans le but de produire plus de degrés de liberté dans la répartition de la dose et une conformation plus précise que celle utilisée par la technique habituelle. Les modulations sont programmées avec des logiciels spécifiques qui utilisent les techniques de planification inverse. En radiothérapie conformationelle, après avoir déterminé les volumes-cibles et les organes a risque, on définit 4 à 6 faisceaux par leur taille et leur angulation, puis on examine sur les HDV le résultat de la balistique proposée. Par tâtonnement, en modifiant chaque faisceau, on obtient un

plan de traitement satisfaisant les contraintes sur la tumeur et les tissus sains.
Dans les systèmes de planification inverse par contre, les contraintes sont entrées dans l'ordinateur et c'est lui qui définit la meilleure balistique et surtout les caractéristiques en fluence de chaque faisceau.

7.11. Brachytherapie ou Curiethérapie

7.11.1. Historique

Jusque vers la fin des années 1960, la curiethérapie était réalisée à partir des sources de radium contenu dans des aiguilles ou dans des tubes scelles.
La curiethérapie moderne utilise des radio-éléments artificiels comme le césium 137 et surtout l'iridium 192. Ces radio-éléments artificiels ont permis le développement des techniques de préparation non radio-active et ont simplifie les conditions de radioprotection.

7.11.2. Technique

7.11.2.1. Curiethérapie interstitielle ou endocurietherapie.

Le radioélément, une aiguille, est mis en place dans les tissus eux-mêmes. La technique est utilisée pour traiter les tumeurs de la lèvre, de la langue ou de la peau.

7.11.2.2. Curiethérapie endocavitaire ou plesio-curietherapie.

Le radioélément, un tube, est mis dans des cavités naturelles. Cette technique est utilisée pour traiter certains cancers gynécologiques comme le cancer du vagin ou de l'utérus.

7.11.2.3. Implants permanents

Le radioélément, capsule de radon, est laissé à demeure dans les tissus. L'iridium 192 est le radioélément de base de la curiethérapie. II se présente sous forme d'un fil métallique ou de « grains » qu'on utilise pour la curiethérapie a haut débit. Sa période de radioactivité est de 74 jours, ce qui impose le renouvellement des fils tous les deux mois. La curiethérapie classique, dite à « bas débit de dose », utilise le césium 137 pour la gynécologie et l'iridium 192 pour les autres localisations. La curiethérapie a « très bas débit de dose » privilégie le rapport dose tolérance/ dose tumoricide. Elle s'effectue avec des fils d'iridium. Cette technique exige une hospitalisation en milieu radio-protégé.

7.11.3. Technique de chargement différé

Cette technique a transformé la curiethérapie. Elle a été rendue possible par la miniaturisation des sources radioactives pour une application très précise, qui évite les surdosages et sous-dosages. La radioprotection même a été améliorée et simplifiée. La miniaturisation des sources radioactives a permis d'utiliser plus - largement la technique pour traiter les cancers de la langue, de la verge, du sein ou de l'amygdale. La mise en œuvre de la technique exige une hospitalisation, souvent une anesthésie générale ou locale. Dans un premier temps, on place un ou plusieurs vecteurs creux inactifs, cela peut être un tube plastique, une aiguille vectrice ou un applicateur gynécologique.

Dans certains cas, la mise en place des tubes plastiques se fait au cours d'une intervention chirurgicale en abordant directement la tumeur comme, par exemple, dans les petits cancers de la vessie. Dans un deuxième temps, on introduit dans les vecteurs les sources radioactives dont la longueur est adaptée au volume cible que l'on veut irradier.

7.11.3.1 Curiethérapie a haut débit de dose (HDD)

Curiethérapie	*Durée d'application*	*Type d'hospitalisation*
A bas débit	*Plusieurs jours*	*En chambre radio-protégée*
A haut débit	*Quelques minutes*	*Hôpital de jour*

La curiethérapie a haut débit utilise une micro source d'iridium de forte intensité. Pour une même dose, les durées d'application sont 10.000 fois plus courtes. On peut administrer 10 Gy en quelques minutes au lieu de quelques jours. Ces sources de très haute activité ne peuvent plus être manipulées manuellement. Elles nécessitent un projecteur de source particulier installe à l'intérieur d'un blochaus semblable à celui d'un petit accélérateur. Elle permet d'introduire les micro sources dans des organes comme les bronches ou l'œsophage jusqu'à présent inaccessibles a la curiethérapie. De plus, la curiethérapie ne nécessite plus d'hospitalisation.

8.11.3.2. Caractéristiques des radioéléments utilises en curiethérapie

Radioélément	**Période**	**Energie**	**CDA**	**Présentation**
		(Mev)		
Radium	226 1622	G=1.4	1.2	tube, aiguille
Césium137(Cs)	30ans	g=0,66	0,55	tube, aiguille
Cobalt 60 (Co)	5,3 ans	g=1,25	1,1	Source de cobalt
Tantale 182(Ta)	111jours	g=1,1	1	fil
Iridium 192(ir)	74jours	g=0,34	0,24	Fil
Iode 125(i)	60jours	g=0,03	2(tissu mou)	grain, implant permanent
Or 198(Au)	2.7 jours	g=0,41	0,3	grain, implant permanent, solution injectable
Phosphore 32 P	14,3 jours	b=1,7		solution injectable
Strontium 90	28 ans	b=0,5		Applicateur solide
Yttrium 90 (Y)	2,7 jours	b=2,2		Grain
Ruthénium 106 (Ru)	367 jours	b=3,5		Application, Solide

CDA= couche de demi- absorption : épaisseur de matériau (plomb) réduisant de moitié la dose.

G= gamma,

B= béta.

7.12. Indications de la radiothérapie

7.12.1. Radiothérapie curative

Son objet est de stériliser définitivement toutes les cellules tumorales contenues dans le volume irradié afin d'obtenir le contrôle local et, si possible, la guérison du cancer. La radiothérapie peut être la seule thérapeutique ou s'associer à la chirurgie ou à la chimiothérapie.
Le protocole habituel délivre une dose de 50 Gy par semaine au rythme de 5 séances de 2 Gy par jour. La dose totale, selon les circonstances cliniques, varie de 30 a70 Gy.

Volume tumorale	Dose moyenne (90% de stérilisation) En Gy
Maladie infra clinique	45-60
Tumeur <2 cm	60- 64
Tumeur entre 2 et 4 cm	65-74
Tumeur >4 cm	75-85

7.12.2. Radiothérapie palliative

Son objectif est, au prix d'un traitement court et peu agressif, de freiner l'évolution du cancer en assurant au patient une rémission clinique aussi longue que possible sans trouble majeur. Le traitement s'adresse à des lésions qui n'entraine pas nécessairement de symptôme gênant, qui ne menacent pas forcement la vie dans un bref délais.
Elle est indiquée dans les tumeurs :

- Localement trop grosses pour être opérée ou stérilisées par la radiothérapie ;
- Métastatique avec lésion primitive évolutive.

7.12.3. Radiothérapie symptomatique

Son objectif est de soulager un symptôme comme la douleur, généralement a un stade évolue de la maladie, mais parfois à une phase précoce.
Le traitement présente une efficacité :

- ✓ Antalgique : l'effet antalgique de l'irradiation est presque constant et se manifeste rapidement en 24-48 heures ;
- ✓ Hémostatique : les hémorragies rectales, vésicales, ORL, gynécologiques sont arrêtées par quelques séances ;
- ✓ Decompressive : les œdèmes par compression veineuse ou lymphatiques sont bien améliorés par la radiothérapie.

7.12.4. Modalités d'application

7.12.4.1. Radiothérapie exclusive

C'est le traitement du cancer par les rayons seuls.
Les indications sont :
A titre palliatif dans les métastases ou dans les cancers évolues ;
A titre curatif dans les cancers radiosensibles encore limites :

- Cancer de la peau ;
- Petits cancers de la bouche (ORL) ;
- Cancers débutants de la prostate ;
- Cancers limites du rectum et de I 'anus ;
- Certains cancers du col de L'utérus ;
- Maladie de Hodgkin a un stade peu évolue.

7.12.4.2. Association radiothérapie et chirurgie

- Radiothérapie adjuvante ou postopératoire

Son objectif est de diminuer les risques de rechute locale. L'irradiation commence une fois que les plaies opératoires sont parfaitement cicatrisées et que l'état général du patient s'est normalise, en général a un mois après l'opération. II est conseillé de ne pas retarder le début de l'irradiation au-delà de 6 à 8 semaines après la chirurgie.
Parfois il s'agit d'une association radiothérapie et chimiothérapie. Indications sont : tumeurs cérébrales, cancers ORL, cancers du sein, cancers du poumon, cancers de l'endomètre.

- Radiothérapie préopératoire ou neo-adjuvante
  Son objectif est d'obtenir la régression du volume tumoral pour faciliter le geste chirurgical. Elle est réalisée 4 à 6 semaines avant l'opération.
  Indications : cancers du rectum, du col utérin, du sein.
- Radiothérapie peropératoire (RPO)

Son objectif est d'irradier « à ciel ouvert » directement la tumeur bien ciblée en évitant au mieux les organes a risque. Elle est toujours associée a ne irradiation externe.
Indications : cancers avances l'estomac, de l'utérus ou du rectum.

7.13.7, Etapes préalables au traitement

Confection d'un moulage de la partie du corps à traiter. Cette étape est indispensable pour les mesures préalables au traitement et toutes les séances. On construit un masque sur lequel on marque les repères nécessaires pour le repositionnement à chaque séance. Actuellement, on ne fait plus de tatouage.
Imagerie de référence. On définit sur un scanner les zones à irradier. Un produit de contraste est habituellement injecté pour visualiser les structures vasculaires. Mais le médecin doit s'informer sur L'allergie éventuelle au produit et faire un dosage de créatinine.

Centrage. C'est la mise en place des repères sur le moulage. Les repères sont définis par le médecin et le physicien a-partir des images de scanner ou de L'IRM. Ce travail technique demande du temps et explique le délai entre le scanner et le centrage.
Mise en place de l'appareil de radiothérapie. Une image radiologique numérique est faite en se positionnant sur les repères définis lors du centrage. Les conditions sont celles d'une séance de traitement, mais seul un contrôle est réalisé. De tels contrôles sont répétés une fois par semaine pendant le traitement.

7.13.8. Séances de radiothérapie

La radiothérapie. Est habituellement réalisée une fois par jour, tous les jours sauf les week-ends. Sa durée standard est de 6 semaines. Le rythme et la durée du traitement, détermines par le radiothérapeute doivent être respectés. Chaque fois que possible, le traitement est réalisé en ambulatoire. La durée d'une séance est d'environ 15 minutes.
Au cours de l'irradiation, il est recommandé de respirer doucement et de ne pas bouger. Le malade est surveillé par camera et en contact avec l'infirmier par interphone.
Activités autorisées durant la radiothérapie
Mener une vie régulière et normale adaptée à ses capacités physiques avec une alimentation normale ;
Arrêter le tabac, notamment pour les cancers ORL et du poumon ;
Modérer la consommation d'alcool.

7.13.9. Effets secondaires des rayonnements

- C'est une réaction générale consécutive à une irradiation, en particulier lorsqu'elle porte sur l'abdomen. Le patient a la fatigue ou L'asthénie associée à une perte d'appétit ou nausée.

La fatigue n'est pas un signe d'empirement du cancer, mais bien la peu vermée d'Inefficacité du traitement. Le repos est important.

- **Réactions cutanées**

L'epidermite : rougeur (ou coup de soleil) fugace, d'origine inflammatoire. Elle s'observe 24 ou 48 heures après la première séance. L'épidermite sèche apparait au bout d'une certaine dose d'irradiation. La peau se pigmente progressivement, devient sèche avec une desquamation fine, parfois un prurit peut survenir. Les réactions sont plus marquées dans les zones des plis.

➢ **Séquelles cutanées**

Elles sont de type de télangiectasies. Elles s'observent après certaines électrothérapies ou curiethérapies. L'exposition au soleil n'est pas contre-indiquée après une irradiation, même sur des territoires irradies. Il est conseillé seulement d'éviter des coups de soleils violents.

➢ **Radiomucite**

La muqueuse de la bouche est très sensible à traction de la radiothérapie, car les cellules des muqueuses digestives sont parmi celles qui se divisent le plus vite d'Organisme.

La radiothérapie provoque un arrêt des mitoses des cellules de la muqueuse d'où perte de substance et apparition des aphtes. Cette réaction commence à la deuxième semaine. La muqueuse devient rouge et sensible (mucine). L'extension à la langue détermine le muguet. Le traitement local est fait de bains de bouche spécial base de bicarbonate de soude et antiseptique, associes parfois aux antifongiques (candida albains de surinfection).

➢ **Œdème cérébral**

Cet effet doit être prévenu en cas d'irradiation du crâne, car les irradiations ionisantes altèrent la barrière hémato-méningée et les équilibres ioniques des cellules du système nerveux, d'où œdème.

Les cellules du cerveau détruites par I 'irradiation forment une masse dans le cerveau, d'où les symptômes ressemblant à ceux d'une tumeur cérébrale : maux de tête, troubles de mémoire et convulsions. Ces symptômes sont réversibles et peuvent être prévenus par un traitement à base de corticoïdes. Rarement, on observe une poussée d'hypertension intracrânienne. Le médecin peut proposer un traitement neurochirurgical ou les corticoïdes pour résoudre ces problèmes. Autres effets après6-12 mois : troubles cognitifs, troubles de mémoire, baisse des capacités intellectuelles.

➢ **Alopécie**

Elle est observée dans le territoire irradie et est inévitable. A une dose <4 Gy, la repousse est habituelle, mais très lente, plus tardive qu'après la chimiothérapie. A une dose > 45 gy,

L'alopécie est irréversible. La peau : rougeur, démangeaison ou foncement, aspect et sensation d'un coup de soleil.

- ➢ **Otites séreuses** : bourdonnement, acouphènes, écoulement. Ascialie, caries dentaires, osteo-radionecroses du maxillaire inferieur. ;
- ➢ **Larynx rabique** : dysphonie, parfois dyspnée ;

- **Epithète** intéressant les muqueuses de la cavité buccale et du pharynx, après 10 à 20 jours ;
- Œsophagite (dysphagie), poumon rabique, complications cardiaques en cas d'irradiation du médiastin et des poumons ;
- **Troubles digestifs** : nausée, anorexie, diarrhée, éradique en cas d'irradiation abdominale ;
- **Cystites** : vessie éradique en cas d'irradiation pelvienne : saignement, brulure mictionnelle, syndrome de petite vessie, pollakiurie intense, incontinence, douleur pelvienne ;
- **Problèmes gynécologiques** : disparition des régies, stérilité, bouffées de chaleur, réactions vulve présentation Tube, aiguille

Chapitre VIII QUELQUES PATHOLOGIES ET INDICATION DE LA PHYSIOTHERAPIE

Introduction

La rééducation est un complément souvent utile, parfois indispensable, du traitement de nombreuses affections : tantôt elle contribue directement à la guérison d'une pathologie aiguë (respiratoire, traumatique, par exemple), tantôt elle permet d'éviter des complications qui alourdiraient les séquelles et le pronostic fonctionnel, ailleurs elle permet de maintenir ou de récupérer un potentiel fonctionnel. Elle est souvent indissociable de la réadaptation à la vie familiale, sociale et professionnelle. La rééducation fait appel, en associations diverses, à la kinésithérapie (**rééducation par le mouvement**), à l'ergothérapie (**rééducation par les activités**), à l'orthophonie (**rééducation du langage et de certains troubles des fonctions supérieures**), à l'appareillage. Le médecin de Médecine physique et de réadaptation (**MPR**) intervient soit ponctuellement, soit comme référent régulier dans les affections complexes pour la prescription, l'évaluation, le dépistage, le traitement de complications et l'orientation professionnelle, en collaboration avec le médecin traitant et les autres spécialistes.

❖ Artériopathie des membres inférieurs (AOMI)

Introduction

La réadaptation des patients atteints d'artériopathie chronique oblitérante des membres inférieurs (AOMI) est initialement entreprise dans une structure spécialisée, puis en ambulatoire. Elle améliore la marche de 150 % en moyenne. Elle est menée par une équipe pluridisciplinaire (médecins de réadaptation, cardiologues, nutritionnistes, tabacologues, diabétologues, kinésithérapeutes, ergothérapeutes, etc.) sur la base d'un programme personnalisé dont le versant éducatif est fondamental. Ses indications habituelles sont la claudication (les atteintes fémoropoplitées sont les meilleures indications), les suites de revascularisation (chirurgicales ou par angioplastie), l'ischémie critique non revascularisable, les suites d'amputation. Elle est contre-indiquée en cas de rétrécissement aortique serré, d'angor instable, de troubles du rythme sévères, de thrombus intra cavitaire récent, de poussée d'insuffisance cardiaque, d'HTA importante.

Objectifs

Amélioration de la gêne fonctionnelle. Ralentissement de l'évolution des lésions athéromateuses.

Techniques

Leur choix est basé sur un bilan global : exploration angiologique confrontée aux données fonctionnelles et exploration cardiaque (coronaropathie asymptomatique fréquente). Le test d'effort systématique participe à la stratification du risque, guide les techniques de reconditionnement et peut être adapté pour être développé avec les membres supérieurs. Les programmes de reconditionnement comportent : Des exercices globaux sur ergomètres variés (entre 60 et 80 % des capacités maximales). Lors des efforts sollicitant les membres inférieurs, un niveau sous-maximal est recherché sur une durée minimale de 20 minutes. Un travail musculaire analytique, par des exercices d'endurance. Une kinésithérapie respiratoire en cas de BPCO. Des manœuvres de drainage manuel et des mobilisations passives en cas d'œdème et de rétractions tendinomusculaires. Une gymnastique globale et une relaxation. L'encadrement de ces patients après la réadaptation est important pour soutenir la modification de leur hygiène de vie souvent fragile.

❖ BPCO

Introduction

La mécanique ventilatoire est fortement perturbée dans la broncho-pneumopathie chronique obstructive (BPCO) : le volume courant est mobilisé au dépend du volume de réserve. Pour éviter le collapsus bronchique, la morphologie thoracique se modifie progressivement en position inspiratoire maximale, diminuant l'efficacité des muscles inspiratoires.

Objectifs

Prévention de l'encombrement et de la surinfection bronchique. Maintien des capacités respiratoires et de l'adaptation à l'effort.

Techniques

Assouplissement du thorax : il est utile mais très transitoire. Désobstruction bronchique : elle est essentiellement obtenue par des techniques manuelles d'augmentation du flux expiratoire. Une grande prudence est recommandée dans l'utilisation de l'expiration forcée et de la toux, préconisées lorsque les sécrétions sont remontées très haut. Une technique instrumentale (pression positive), est parfois efficace sur le collapsus et permet de majorer le volume courant. Renforcement des muscles inspiratoires. Réentraînement à l'effort : débuté sous surveillance clinique (pouls, dyspnée, saturation d'oxygène) en commençant plutôt par des efforts brefs (2 minutes) et intensifs, il permet de rompre le cercle vicieux du déconditionnement. Apprentissage de la toilette bronchique, phase essentielle de la rééducation : elle est effectuée tous les matins, précédée d'exercices de ventilation, avec une augmentation de l'inspiration et une accentuation progressive du temps expiratoire jusqu'à la toux. Elle ne doit être poursuivie que si la toux est productive. Elle est facilitée par l'humidification de l'air ambiant. Ces techniques sont indissociables de mesures générales d'hygiène de vie, parmi lesquelles l'arrêt du tabac figure au premier plan.

Prescription

15 à 20 séances, 2 à 3 fois par semaine, répétées 2 à 3 fois par an selon l'état clinique, d'éventuelles surinfections et l'importance de la production.

❖ Bronchiolite du nourrisson

Introduction

La Physiothérapie est recommandée dans la bronchiolite du nourrisson (conférence de consensus Anaes du 21 septembre 2015) : elle « repose sur l'observation de l'amélioration clinique franche qu'elle entraîne et sur un avis d'experts ». Elle permet d'éviter Grade C l'hypoventilation, la surinfection bronchique et l'atélectasie. La plupart des bronchiolites peuvent être traitées à domicile si un physiothérapeute peut se déplacer chaque jour et si les parents savent bien reconnaître les signes de gravité. Tout signe d'intolérance respiratoire doit, en effet, entraîner l'hospitalisation.

Objectifs

Libération, désobstruction des voies aériennes supérieures. Désobstruction des voies aériennes inférieures.

Techniques

Voies aériennes supérieures : désobstruction rhinopharyngée par instillation locale de sérum physiologique et aspiration nasogastrique dans les situations critiques ou en cas de sécrétions importantes. Voies aériennes inférieures : expiration lente prolongée ou augmentation lente du flux expiratoire guidée par l'auscultation. On y associe fréquemment les vibrations effectuées manuellement pour mobiliser les sécrétions et faciliter leur migration. Ces techniques de mobilisation sont complétées par des techniques de toux provoquée, complétées d'aspirations si nécessaire. Les séances de kinésithérapie doivent être effectuées à plus de 2 heures des repas. S'y associent une humidification de l'air, l'aération de la pièce, la suppression du tabagisme passif, le fractionnement des repas, le positionnement du bébé en décubitus proclive dorsal de 30°, tête en légère extension.

Prescription

Elle n'est pas systématique et dépend de l'état clinique de l'enfant. La fréquence et le nombre de séances dépendent de l'évolution clinique : 1 à 3 séances par jour, parfois complétées la nuit d'un nursing respiratoire (changement de position et aspiration), pendant toute la période nécessaire.

❖ Diabète

Introduction

L'exercice physique améliore la sensibilité des tissus, notamment des muscles, à l'action de l'insuline, mais c'est un effet transitoire, qui diminue dans les 72 heures. Son importance est liée au type et à la durée de l'activité. Inversement, l'immobilisation prolongée augmente les besoins d'insuline du diabétique par une insulinorésistance artificielle. L'activité physique a une place importante dans le traitement du diabète de type 2 (Anaes, mars 2015). Elle peut permettre de contrôler la glycémie sans médication hypoglycémiante et doit être le premier stade du traitement. Chez un patient déjà traité, une adaptation du traitement est nécessaire. Au-delà de 50 ans, ou s'il existe des facteurs de risque associés, on fera effectuer une épreuve d'effort avant de conseiller la reprise d'une activité sportive. Les sports d'endurance (marche, jogging, natation, cyclisme, ski de fond, golf, etc.) doivent être privilégiés. On déconseille les activités sportives dans lesquelles une hypoglycémie pourrait être dangereuse. Pour être efficace, 30 à 60 minutes d'activité physique 3 fois par semaine sont nécessaires. Chez le diabétique insulinodépendant, la pratique d'un sport est possible avec des précautions pour les sports à risque en cas d'hypoglycémie. Il faut adapter l'insulinothérapie, en particulier diminuer la dose d'insuline couvrant la période de l'effort, et ne pas attendre l'hypoglycémie pour prendre un repas ou une collation supplémentaire. La physiothérapie est indiquée dans la prise en charge de certaines complications du diabète (polyneuropathie, pied diabétique).

Objectifs

Accompagnement de l'exercice physique. Limitation des déficiences motrices et des douleurs.

Techniques

La polyneuropathie diabétique peut nécessiter un traitement physiothérapique complémentaire : techniques de drainage circulatoire, mobilisations articulaires, entretien musculaire. Le pied diabétique peut nécessiter un appareillage spécifique.

❖ Gonarthrose, coxarthrose

Introduction

La physiothérapie est très utile.

Objectifs

Limitation des douleurs. Stabilisation de l'articulation par un renforcement ou un entretien musculaire. Entretien ou récupération des amplitudes articulaires. Ralentissement de l'évolution par l'effet bénéfique du mouvement sur la trophicité du cartilage et l'économie articulaire.

Techniques

En période de chondrolyse, la décharge partielle du membre par la marche en pas simulé avec deux cannes anglaises et la marche en immersion diminuerait les douleurs et le pincement de l'interligne articulaire, tout en conservant la mobilité articulaire. En dehors des poussées inflammatoires : Règles d'économie articulaire : réduire la surcharge pondérale, éviter la station debout prolongée, marché avec une canne du côté opposé. Massages antalgiques et décontracturants. Travail prudent et progressif des amplitudes articulaires par mobilisations passives et auto mobilisations en pouliethérapie. Renforcement musculaire pour stabiliser l'articulation et lutter contre l'amyotrophie de sous-utilisassions. Intérêt des exercices isométriques qui protègent l'articulation. Exercices contre résistance manuelle et mécanique suivis d'exercices d'auto-entretien. Gonarthrose : Intérêt sédatif de la chaleur (infrarouges et fangothérapie). Lutte contre le flessum du genou, particulièrement dans l'arthrose fémorotibiale, car cette perte d'extension active et passive, secondaire aux douleurs et à l'attitude vicieuse progressivement adoptée, a un fort retentissement fonctionnel. Intérêt transitoire du port de genouillère lors des poussées inflammatoires. Réduction des activités de course et de saut dans l'arthrose fémorotibiale. Réduction de la marche en terrain accidenté dans l'arthrose fémoropatellaire. Coxarthrose : Intérêt particulier des mobilisations en kinébalnéothérapie pour renforcer l'éventail fessier. Intérêt des aides techniques pour l'habillage de la partie basse du corps.

Prescription

En dehors des poussées inflammatoires, 15 séances 2 à 3 fois par semaine, renouvelées 2 à 3 fois par an.

❖ Infarctus cérébral

Introduction

La rééducation a une efficacité démontrée sur les troubles moteurs et cognitifs, même en cas d'infarctus cérébral sévère, d'autant plus si elle est précoce, intense et prolongée, mais également si elle est tardive. Elle devrait idéalement débuter à l'hôpital dans le service aigu de neurologie ou de médecine, puis dans un centre spécialisé. Elle doit ensuite être poursuivie en hôpital de jour, dans un centre spécialisé, dans le cadre d'une hospitalisation à domicile (HAD) ou avec le concours d'équipes mobiles, ce qui est encore rarement possible en RDC.

Objectifs

Stimulation des processus de récupération cérébrale : la rééducation stimule la plasticité cérébrale à l'origine d'une partie de la récupération. Limitation des séquelles en prévenant les nombreuses complications qui risquent d'aggraver le pronostic fonctionnel : rétractions musculotendineuses et limitations articulaires liées à la spasticité, algodystrophie, mais aussi troubles de la déglutition et troubles vésicosphinctériens. La prévention de ces complications est indispensable. Restauration de la plus grande autonomie possible, quelles que soient les séquelles. La réadaptation associée aide la réorganisation de la vie familiale, sociale et souvent professionnelle.

Techniques

Physiothérapie : travail de motricité globale, techniques sensitivomotrices, inhibition de la spasticité, lutte contre les déformations articulaires, déambulation. La marche est habituellement acquise entre le 3 et le 6 mois, mais 5 à 10 % des patients ne l'acquièrent qu'entre le 6 et le 12eme mois. Elle est habituellement stabilisée entre 9 et 12 mois et la physiothérapie n'est souvent alors plus indispensable, sauf en cas de spasticité forte, ou d'anesthésie complète. Le maximum de récupération de la préhension se fait entre 3 et 6 mois, mais avec un potentiel fonctionnel d'amélioration qui dépasse 1 an et peut justifier la prolongation des prescriptions pendant 1 à 2 ans. Une forte spasticité peut être l'indication formelle de poursuivre une kinésithérapie ou une kinébalnéothérapie pendant de longues années, parfois à vie. L'électrostimulation n'a habituellement pas sa place dans la rééducation de l'hémiplégique à domicile. L'entraînement ou le réentraînement à l'effort est un complément indispensable. L'appareillage d'un membre inférieur par releveur de pied, parfois une orthèse cruropédieuse, plus rarement une orthèse de membre supérieur sont utiles. L'ergothérapie est utile pour le travail de la gestuelle, de la suppléance fonctionnelle par le membre controlatéral en cas de déficit sévère et contribue à la rééducation des troubles cognitifs. L'orthophonie permet une rééducation des troubles du langage, de la négligence visiospatiale et des troubles de la phonation.

Prescription

Physiothérapie : séances quotidiennes au début, puis plus espacées pour atteindre 2 à 3 séances par semaine. Orthophonie : 3 à 4 séances par semaine à domicile, jusqu'à un minimum de 2 séances par semaine, complétées d'exercices autonomes à domicile. La rééducation orthophonique sera poursuivie en fonction de bilans réalisés tous les 3 à 6 mois pendant une durée habituellement au moins égale à 1 an, parfois de plusieurs années lorsque l'amélioration sur les différents bilans fonctionnels paraît nette.

❖ Maladie coronaire

Introduction

La réadaptation fait pleinement partie du traitement des patients coronariens. Elle est initialement entreprise dans une structure spécialisée, puis en ambulatoire. Elle diminue en moyenne de 30 % la mortalité cardiovasculaire. Elle est indiquée dans les suites d'infarctus du myocarde, de pontages et d'angioplastie, d'angor stable, mais aussi en cas d'insuffisance cardiaque chronique par cardiopathie ischémique stabilisée. Elle est contre-indiquée en cas de rétrécissement aortique serré, angor instable, troubles du rythme sévères, thrombus intra cavitaire récent, poussée d'insuffisance cardiaque, HTA importante. Elle est basée sur une équipe pluridisciplinaire (cardiologues, médecins de réadaptation, nutritionnistes, tabacologues, diabétologues, physiothérapeutes, ergothérapeutes, etc.) et un programme personnalisé dont le versant éducatif est fondamental.

Objectifs

Aide à la réinsertion socioprofessionnelle. Stabilisation du processus athéromateux.

Techniques

Leur choix est basé sur une évaluation de chaque patient : risque cardiaque, facteurs de risque cardiovasculaire, déconditionnement à l'effort, contexte professionnel et capacités d'adhésion à la prévention secondaire. Un test d'effort, pratiqué le plus souvent à la phase initiale de la réadaptation, évalue les capacités physiques et la tolérance cardiaque. Il guide, avec les tests fonctionnels (force musculaire, marche, etc.), les techniques de reconditionnement. Le réentraînement (adapté aux déficiences ostéoarticulaires, neurologiques, respiratoires souvent associées) comporte le plus souvent : Des exercices globaux sur ergomètres (vélo, tapis roulant, manivelle, etc.), 15 à 30 minutes, à une puissance comprise entre 60 et 80 % des capacités maximales, régulée à partir de la fréquence cardiaque et de la perception de l'effort. Des exercices musculaires analytiques, intéressant des groupes musculaires suffisamment volumineux (grands dorsaux, quadriceps, ischiojambiers). Ils représentent une alternative au travail global (au même titre que l'électrostimulation musculaire) lorsque le déconditionnement est majeur ou lorsqu'il existe une insuffisance cardiaque chronique sévère. Des séances de relaxation. La balnéothérapie. Après la réadaptation, l'atteinte des objectifs doit être réévaluée régulièrement et une reprise séquentielle de la réadaptation éventuellement proposée.

❖ Obésité

Introduction

L'activité physique et la rééducation ont une place aux côtés de toutes les mesures hygiéno-diététiques indispensables et médicamenteuses éventuelles. L'activité physique aérobie (endurance) doit être particulièrement encouragée à tout âge, notamment chez l'enfant et l'adolescent (Anaes, septembre 2013). Elle ne fait pas maigrir en soi, mais contribue, lorsqu'elle est prolongée et régulière, à réguler les réserves d'énergie en favorisant l'utilisation des lipides. Elle permet d'améliorer les capacités à l'effort et apporte un réel confort dans la vie quotidienne. L'augmentation de l'activité physique doit être encouragée dans tous les actes quotidiens : préférer les escaliers aux ascenseurs, pratiquer la marche rapide, le jardinage, etc. La rééducation et l'activité physique doivent être menées initialement sous surveillance médicale des pathologies fréquemment associées (HTA, insuffisance coronarienne, diabète, etc.), et en décharge relative (en milieu aquatique) en cas d'arthrose évoluée des membres inférieurs.

Objectifs

Réapprentissage de l'exercice physique. Amélioration de la fonction ventilatoire.

Techniques

Renforcement musculaire prudent, centré sur les muscles abdominaux, les fessiers et les membres inférieurs. Si l'obésité est sévère, la mobilisation passive des membres lutte contre l'enraidissement et améliore la perception sensitive de mouvements et la circulation. Des séances de gymnastique collective sont souvent psychologiquement utiles. Dans les obésités résistantes et sévères, une hospitalisation en secteur spécialisé, avec programme de rééducation associé au programme hygiéno-diététique, peut être très utile.

Prescription

3 séances par semaine de 30 à 45 minutes chacune, avec une intensité suffisante pour entraîner une sensation de dyspnée.

❖ Parkinson (maladie de)

Introduction

La rééducation occupe une place majeure dans la vie du patient parkinsonien, même s'il existe peu de travaux validant les pratiques (conférence de consensus, Anaes, mars 2015).

Objectifs

Maintien des capacités motrices par un réapprentissage du mouvement et des moyens de contourner les difficultés, portant en particulier sur les troubles de la ventilation, de l'équilibre et de la marche. Plus tardivement, prévention des limitations articulaires et des complications du décubitus. Certains objectifs peuvent être plus spécifiques : dysarthrie, micrographie, etc.

Techniques

La physiothérapie ne s'adresse pas réellement à l'hypertonie ni aux dyskinésies, qui ne sont pas en elles-mêmes modifiables. Elle s'adresse aux conséquences de l'hypertonie que sont les déformations articulaires, qui peuvent être fonctionnellement dramatiques. Elle vise aussi à combattre l'akinésie dans ses composantes de réduction qualitative et quantitative du mouvement, associées à des troubles de coordination et de l'organisation des séquences gestuelles qui aboutissent à la perte d'harmonie du mouvement. Au premier stade : maintien des activités quotidiennes et exercices physiques réguliers, portant sur la capacité respiratoire, la mobilité et l'équilibre. À un stade plus avancé, elle s'efforce de pallier l'atteinte de la motricité automatique en sollicitant la motricité volontaire : préparation mentale, concentration sur la tâche, décomposition des gestes complexes en séquences. Un tournant majeur de la maladie est représenté par le risque de chute (retard de mise en route des réflexes posturaux et difficulté d'adaptation anticipatoire). Les mobilisations passives réduisent les limitations articulaires des membres et du rachis. Mobilisations et massages luttent contre les douleurs. Au stade de perte d'autonomie : prévention des complications articulaires, respiratoires et de décubitus. L'orthophonie porte sur la dysphonie, la plus précoce, plus tardivement sur la dysarthrie, dès l'apparition des premiers troubles, en mettant en jeu un contrôle volontaire, qui relaye le contrôle automatique. L'ergothérapie (dans le cadre d'un service hospitalier ou d'une association, car elle n'est pas prise en charge par l'Assurance maladie) peut utilement guider l'adaptation de l'environnement et réduire la dépendance.

Prescription

Physiothérapie : tant que l'autonomie est conservée, 10 à 15 séances, 3 à 4 fois par an, entrecoupées d'auto rééducation et éventuellement de gymnastique. Au fur et à mesure de l'évolution, la physiothérapie devra devenir plus régulière. Orthophonie : périodes de 4 à 5 séances de 1 heure par semaine, pendant 2 à 4 semaines, entrecoupées d'exercices donnés pour auto rééducation.

❖ Pneumopathie aiguë communautaire

Introduction

La physiothérapie est un appoint utile dans la phase aiguë. Elle est essentiellement basée sur les techniques de drainage bronchique, qui associent postures (en particulier décubitus latéral du côté opposé à la pneumonie) et techniques d'augmentation du flux expiratoire.

Prescription

Introduction

À la phase initiale de la maladie, il convient d'encourager le maintien de l'activité physique, tout en respectant l'économie articulaire. L'appareillage et l'éducation doivent être faits très précocement. En phase de poussée, le glaçage prudent des articulations est utile, de même que le repos articulaire dans des orthèses en position de fonction, de courte durée pour éviter l'enraidissement. Le maintien de la trophicité musculaire est favorisé par des contractions isométriques sans résistance. En phase évoluée, des orthèses de conservation et de correction empêchent autant que faire se peut les déformations articulaires et permettent de maintenir un potentiel fonctionnel. En kinésithérapie, le travail est axé sur le rééquilibrage fonctionnel musculaire. La kinébalnéothérapie est également utile.

Objectifs

Limitation des douleurs. Prévention et limitation des déformations articulaires. Maintien du potentiel fonctionnel.

Techniques

La kinésithérapie lutte contre l'enraidissement, les déformations articulaires et l'atrophie musculaire, tout en maintenant les amplitudes articulaires fonctionnelles (et non pas anatomiques). Les séances doivent être de préférence courtes et répétées dans la journée. Les massages décontracturants sont utiles, à distance des articulations et en dehors des poussées inflammatoires. Les mobilisations articulaires, indispensables, doivent concerner toutes les articulations, des plus grosses (épaules, hanches, genoux) aux plus petites. Elles sont obligatoirement manuelles et non douloureuses. La mécanothérapie est interdite. Elles sont éventuellement prolongées par des postures et le port des orthèses. L'installation au lit doit permettre la prévention des déformations articulaires, en particulier des membres inférieurs. Le travail musculaire est indispensable, mais il doit être fait sans résistance. Les contractions isométriques sont utiles. Physiothérapie : en poussée inflammatoire, application de froid localement. En dehors des poussées, la chaleur est bénéfique, facilitant le déverrouillage et la rééducation elle-même. La kinébalnéothérapie est généralement bien tolérée et utile, à une température d'environ 35 °C. Elle est contre-indiquée en période de grande poussée inflammatoire. Elle permet la décontraction musculaire, l'augmentation du jeu des amplitudes articulaires, la verticalisation et la marche, même avec une atteinte relativement sévère des membres inférieurs. L'ergothérapie est nécessaire dès les stades précoces : apprentissage de l'économie articulaire (grossir toutes les prises, interdire l'appui direct sur l'index) et confection des orthèses de main, choix des aides techniques et adaptation de l'environnement. Les appareillages, utilisés précocement, permettent de prévenir les déformations articulaires : orthèses de repos (pour les mains), orthèses de correction (orthèses plantaires et chaussures orthopédiques), éventuellement de fonction.

❖ Sclérose en plaques

Introduction

La rééducation est indispensable. Elle est bénéfique sur la spasticité et les douleurs, mais aussi sur la prévention des complications et la diminution du handicap.

Objectifs

Diminution de la spasticité et des douleurs. Lutte contre les déformations orthopédiques. Entretien du potentiel moteur et respiratoire. Amélioration ou maintien de l'adaptation à l'effort, de la marche, de la préhension, de la communication.

Techniques

La physiothérapie associe des techniques sensitivomotrices sans renforcement musculaire et des postures et mobilisations passives destinées à réduire la spasticité et à prévenir les troubles orthopédiques observés dans la sclérose en plaque (SEP). La fatigue n'est pas une contre-indication à la physiothérapie, mais l'effort physique est mieux supporté s'il est fractionné. La cryothérapie a un effet local favorable sur la spasticité. La kinébalnéothérapie est souvent efficace à température froide (25 °C, voire moins). Les troubles vésicosphinctériens, fréquents dans la SEP, nécessitent une prise en charge continue, adaptée à l'évolution pour éviter les risques de rétention d'urine chronique. Les techniques et traitements favorisant la vidange sont privilégiés par rapport aux techniques favorisant la continence. L'ergothérapie (dans le cadre d'un service hospitalier ou d'une association, car elle n'est pas prise en charge par l'Assurance maladie) peut utilement guider l'adaptation de l'environnement et réduire la dépendance. L'orthophonie est parfois nécessaire pour corriger des troubles du langage, de la phonation ou de l'articulation.

Prescription

En poussée aiguë : kinésithérapie passive (lutte contre une éventuelle spasticité et les pathologies d'immobilisation). En phase de marche autonome : kinésithérapie fonctionnelle (équilibre, marche, préhension) et réentraînement à l'effort, 2 à 4 séances par semaine pendant quelques semaines, entrecoupées d'auto rééducation (assouplissement et entretien musculaire). En phase de perte d'autonomie : acceptation du fauteuil roulant, lutte contre la spasticité, 3 à 5 séances par semaine sans interruption. En phase de dépendance : prévention des troubles orthopédiques, maintien de la fonction respiratoire, lutte contre les douleurs, 3 à 5 séances par semaine sans interruption.

❖ Spondylarthrite ankylosante

Introduction

La rééducation a sa place dès le début de la maladie. L'information et l'éducation du patient doivent lui être étroitement associées, avec une auto rééducation (éviter la surcharge pondérale, adopter une station assise non cyphosante, interrompre la journée par des périodes de postures décyphosantes, exercices d'auto assouplissement au moins une fois par jour, sport non contraignant pour le rachis et sans microtraumatisme, etc.).

Objectifs

Limitation des douleurs. Diminution de l'enraidissement articulaire.

Techniques

La rééducation fait essentiellement appel à la kinésithérapie. Lutte contre la cyphose lombaire et dorsale, exercices d'étirement et d'autoétirement ainsi que de postures, adaptés au rachis et aux muscles fléchisseurs des membres. Travail du contrôle de la respiration. Tonification musculaire des muscles extenseurs et des abducteurs. Un appareillage par corset peut s'imposer.

Prescription

En dehors des poussées, 2 à 3 séances par semaine par période de 15 à 20 séances, espacées de périodes d'auto entretiens. En période de poussée, repos transitoire au cours duquel on se contente d'entretiens passifs et de physiothérapie sédative locale (chaleur et balnéothérapie).

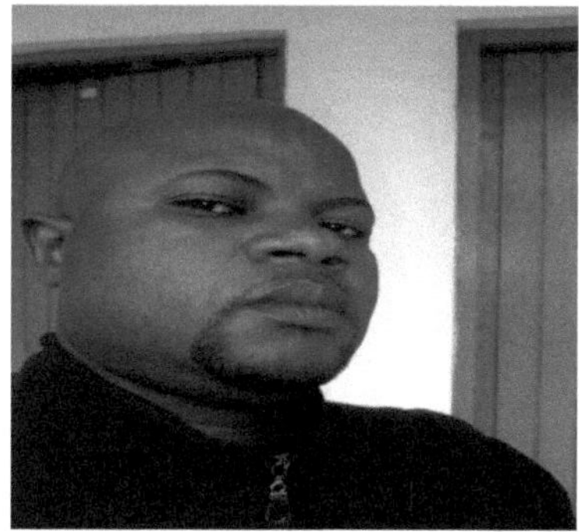

Actuellement Paulus UKONDAYANGA UDILAMFUMU est chef de Travaux à la faculté de Médecine Université de l'Uélé.,Chef de département de physiothérapie aux cliniques universitaires de l'uele-Isiro,

Master en Physiothérapie

Enseignant et CHERCHEUR

Enseignant visiteur a l'Istm ISIRO,Wamba,Watsa

Plusieurs articles scientifiques dans différentes maison d'Edition

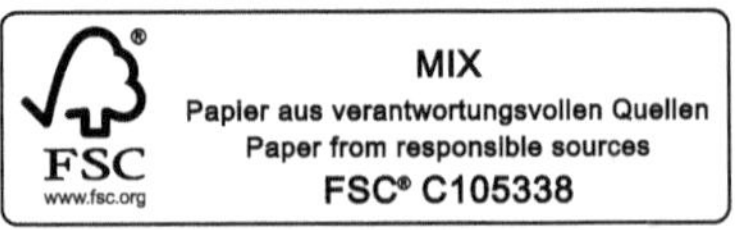

Printed by Books on Demand GmbH, Norderstedt / Germany